看護・リハビリに活かす

脳神経ケアと早期離床
ポケットマニュアル

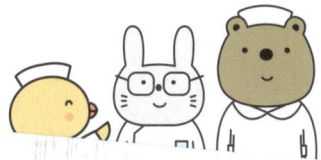

監修 曷川 元
　　 永谷 悦子

丸善プラネット株式会社

日本離床研究会
JAPANESE SOCIETY FOR EARLY AMBULATION

(本書は日本離床研究会の全面協力により作成されました.)

執筆者一覧

● 監修
- 曷川 元 …………………… 日本離床研究会
- 永谷 悦子 ………………… 日本離床研究会

● 著者
1. 飯田 祥 …………………… 碑文谷病院
2. 大山 美和子 ……………… 川崎市立川崎病院
3. 大久保 暢子 ……………… 聖路加看護大学
4. 黒田 智也 ………………… 碑文谷病院
5. 桑原 美弥子 ……………… 東京女子医科大学看護学部 成人看護学
6. 田中 博美 ………………… 京都第二赤十字病院
7. 村中 宏彰 ………………… 八尾徳洲会病院

Introduction
はじめに

　早期離床の必要性を訴えようと始めた日本離床研究会の"草の根運動"も5年目を迎えました．多くの臨床家のお力添えをいただき，少しずつではありますが離床の概念が浸透している感があります．その一方で「起こせば良くなる」といった迷信的な根拠からむやみに離床させ，かえって状態を悪化させてしまうケースも散見されます．急性期における離床は行う時期を適確に見極めなければ悪影響を及ぼす危険もあり，しっかりとした評価をもとに行動する必要があるのです．こうした離床時期の見極めは，非常に難しいのが現状ですが，必要な知識を持つことで，安全かつ確実なアプローチが実現できます．「離床に必要な知識を一人でも多くの人に理解して欲しい」そんな想いからこのポケットマニュアルを作成しました．臨床で忘れがちな知識を「呼吸」「循環」「脳神経」「整形」の4冊に集約しております．学生さんからベテランまで幅広くお役立ていただき，是非「早期離床」の普及にお力添えください．

　最後に，本書を作成するに当たり多大なご協力を頂いた日本離床研究会メンバーの皆様，細部にわたる修正に最後までお付き合いいただいたデザイナーの品川幸人様，ささきみお様に深謝いたします．

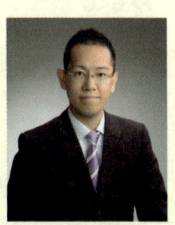

日本離床研究会
曷川　元

本書のご使用方法

このポケットマニュアルは，離床に必要な基礎知識を「本体」に，各科で必要な知識を「各論」編に収録しています．

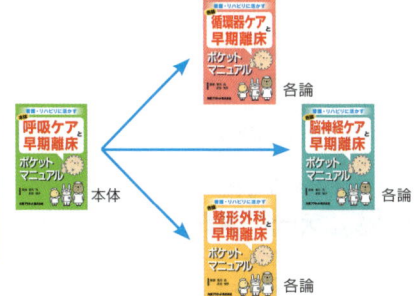

はじめに

看護・リハビリに活かす
脳神経ケアと早期離床ポケットマニュアル
>> もくじ

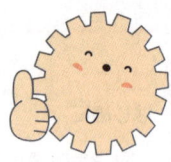

第Ⅰ章　早期離床概論
1. 離床に関する基本的な考え方 … 001
2. 離床開始基準・中止基準 … 002
3. 離床プログラム … 004

第Ⅱ章　解剖・生理
1. 脳の構造と機能 … 008
2. 脳の血管系 … 016
3. 脳神経と機能表 … 022
4. 脳脊髄液の循環 … 024
5. 脳循環 … 025

第Ⅲ章　評価・フィジカルアセスメント
1. 意識レベルの評価 … 027
2. 眼球の評価と関連する病態 … 030
3. 瞳孔の評価 … 032
4. 麻痺の評価 … 033
5. 反射の評価 … 035
6. 錐体路・錐体外路 … 039
7. 頸部硬直 … 040
8. 運動失調の評価 … 041
9. 異常姿勢 … 044
10. 異常歩行 … 045
11. 半側視空間失認の評価 … 046
12. ADL：活動レベルのアセスメント … 047
13. 知能検査 … 051

第Ⅳ章　データ・検査
1. 血液検査データ … 054
2. 画像検査 … 056

iv　┃　もくじ

第V章　離床前後に気にすべき症候と病態
1. 脳浮腫 ･････････････････････････････････････ 064
2. 頭蓋内圧亢進・脳ヘルニア ･････････････････ 065

第VI章　主要疾患と離床時の留意点
1. 脳梗塞 ･････････････････････････････････････ 067
2. 一過性脳虚血発作（TIA）･･･････････････････ 073
3. 脳出血（高血圧性）････････････････････････ 074
4. くも膜下出血（SAH）･･･････････････････････ 077
5. パーキンソン病 ･･･････････････････････････ 080
6. 髄膜炎 ･････････････････････････････････････ 082
7. けいれん ･･････････････････････････････････ 083

第VII章　主な手術様式
1. 開頭術 ･････････････････････････････････････ 085
2. 定位脳手術 ･･･････････････････････････････ 087
3. 血管内治療 ･･･････････････････････････････ 088
4. ドレーン管理 ････････････････････････････ 089

第VIII章　片麻痺患者の離床・ADL介助
1. 片麻痺患者における離床の実際 ････････････ 092
2. 片麻痺患者のポジショニング・良肢位保持 ････ 093
3. 片麻痺患者の体位変換 ････････････････････ 096
4. 肩関節亜脱臼対策 ･････････････････････････ 100
5. 片麻痺患者の移乗動作 ････････････････････ 101
6. 下肢装具の選択 ･･･････････････････････････ 106
7. 片麻痺患者の更衣・整容動作 ･･････････････ 111

第IX章　疾患別退院指導・セルフケア
1. 脳血管障害 ･･･････････････････････････････ 113
2. パーキンソン病 ･･･････････････････････････ 115

第X章　薬剤
1. よく使用される薬剤 ･･･････････････････････ 117

I-1 早期離床概論
離床に関する基本的な考え方

1 急性期リハビリテーションの必要性

- 日本脳卒中学会による脳卒中ガイドライン2004では，十分なリスク管理のもとに急性期からの積極的なリハビリテーション(早期座位，立位，装具を用いた早期歩行訓練，摂食・嚥下訓練，セルフケア訓練)を行うことが強く推奨されています

2 脳卒中患者における早期離床の効果

①廃用症候群の予防
②運動機能の回復（片麻痺，失調症）
③認知機能の改善（失語症など）
④歩行の獲得
⑤日常生活動作（ADL）の改善
⑥早期自宅復帰・社会復帰の援助

3 急性期におけるリハビリテーションの原則

①良肢位保持（ウェルニッケマン肢位の予防）
②体位変換(呼吸器合併症の予防)
③関節可動域訓練
④リスクに配慮した早期からの座位・立位・歩行

ここがポイント！

体位変換等の看護ケア実施時に，関節可動域訓練を数か所加えて，1～2時間毎に行いましょう．

I-2 早期離床概論
離床開始基準・中止基準

1 一般原則

- 意識障害が軽度（JCS Ⅱ-10以下）で，入院後24時間神経症状の増悪がなく，運動禁忌の心疾患がない場合，離床開始とします．

2 脳梗塞の場合

病型	離床開始基準
ラクナ梗塞	診断日より開始
アテローム血栓性梗塞	進行型脳卒中に移行する可能性があるため，発症から3〜5日は神経症状の増悪がないか確認．なければ離床開始
心原性脳塞栓症	心機能を評価．心内血栓の有無を確認後に離床開始

※血圧は収縮期血圧上限200〜220mmHg
原寛美：脳卒中急性期リハビリテーション－早期離床プログラム．医学のあゆみ183：P407-410，1997．より引用

3 脳出血の場合

	離床開始基準
脳出血	発症および手術24時間後CTにて血腫の増大，水頭症が認められない．収縮期血圧160mmHg以下でコントロールされている

原寛美：脳血管急性期障害のリハビリテーション．内科医のためのリハビリテーション（椿原彰夫編）．診断と治療増刊号90．P87-96, 2002．より抜粋

4 クモ膜下出血の場合

- クモ膜下出血患者の急性期（スパズム期である14日間）はベッドサイドでの管理が原則となります．

	離床開始基準
クモ膜下出血	破裂脳動脈瘤の処置がされている 血圧がコントロールされている（スパズム期は高め）

※クモ膜下出血の離床に関しては一定した見解はありません．状態に応じた対応を行います．

5 早期離床を回避すべき病型と病態

脳出血	入院後の血腫増大,急性水頭症 コントロール困難な血圧上昇(降圧剤使用時)動静脈奇形(AVM)
脳梗塞	内頸動脈狭窄ないし閉塞,脳底動脈血栓症,解離性動脈瘤,出血性脳梗塞

意識レベル・バイタルサインの増悪
心不全,低酸素血症,重症感染症
深部静脈血栓症

6 早期離床中止基準

意識レベル
- 意識や反応が鈍くなったときには中止する.

血圧低下時
- 血圧低下が 30mmHg 以上のときには中止する.
- 血圧低下が 30mmHg 未満のときには,自覚症状やその後の回復で判断する.

血圧上昇時
- 脳出血:安静時より 30mmHg 以上の上昇,もしくは 180mmHg 以上になった場合は中止する.
- 脳梗塞:220mmHg 以上になった場合は中止する.

その他
- 自覚症状を訴えたときには,他覚症状を見て総合的に判断する.

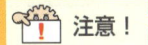 **注意!** 各病型において,離床中に上記のような変化を認めた場合は離床中止を検討します.血圧管理に関しては病型により異なるため,注意が必要です.

離床開始基準・中止基準

I-3 早期離床概論
離床プログラム

1 ラクナ梗塞

日 付	/	/	/	/	/	/	/
病 日	1病日	2病日	3病日	4病日	5病日	6病日	7病日
目 標	1. 新たな神経所見の出現がない　2. リハビリに意欲的に参加できる 3. 血圧が指示範囲内である							
離床時期	診断日より離床開始						
活動度	状態に合わせて車椅子座位,病室・病棟・トイレ歩行						
訓練場所	状態に合わせて ベッドサイド〜リハビリ室	リハビリ室					
リハビリ	リハビリ処方 評価 (PT/OT/ST) 　ROM-ex ――――――――――――――――――▶ 　四肢の自動・他動運動 ――――――――――▶ 　高次脳機能訓練 ―――――――――――――▶ 　座位訓練 ―――――――――――――――――▶ 　起立訓練 ―――――――――――――――――▶ 　移乗訓練 ―――――――――――――――――▶ 　歩行訓練 ―――――――――――――――――▶ 　日常生活動作訓練 ―――――――――――――▶						
<観 察> 意識レベル (JCS・GCS) 瞳孔 (右/左) 対光反射 (右/左) 頭蓋内圧亢進症状 上肢&下肢運動レベル(右/左)							

ここがポイント!

- 早期離床を見合わせる症例(P.003参照)では,医師と綿密な連携をとり,個々に離床プログラムを作成しましょう.

2 アテローム血栓性脳梗塞

離床基準

日付	/	/	/	/	/	/	/
病日	1病日	2病日	3病日	4病日	5病日	6病日	7病日
目標	1. 新たな神経所見が出現しない 2. 血圧が指示範囲内である 3. ベッド上生活に不自由がない		1. 新たな神経所見が出現しない 2. 血圧が安定している 3. リハビリに意欲的に参加できる				
離床時期	進行性脳卒中に移行する可能性があるため,活動度はベッド上		神経症状の増悪が認められなければ離床開始				
活動度	状態に合わせて Head up30〜60度		神経症状の増悪が認められなければ Head up90度〜端座位			状態に合わせて車椅子座位,病室内・病棟内・トイレ歩行	
訓練場所	ベッドサイド		状態に合わせてベッドサイド〜リハビリ室			リハビリ室	
リハビリ	リハビリ処方 評価(PT/OT/ST) ポジショニング ────────────→ (必要に応じて) ─→ ROM-ex ──────────────────────→ 四肢の自動・他動運動 ──────────────→ 高次脳機能訓練 ──────────────────→ 　　　　　　　　　　座位訓練 ──────→ 　　　　　　　　　　　起立訓練 ─────→ 　　　　　　　　　　　　移乗訓練 ────→ 　　　　　　　　　　　　　歩行訓練 ───→ 　　　　　　　　　　　　　日常生活動作訓練 →						

<観察>

意識レベル (JCS・GCS)
瞳孔 (右 / 左)
対光反射 (右 / 左)
頭蓋内圧亢進症状
上肢&下肢運動レベル (右 / 左)

離床プログラム

3　心原性脳塞栓症

日　付	/	/	/	/	/	/	/
病　日	1病日	2病日	3病日	4病日	5病日	6病日	7病日
目　標	1. 新たな神経所見が出現しない　2. リハビリに意欲的に参加できる 3. 血圧が安定している　4. 出血性梗塞の発現に注意する							
離床時期	心機能を評価．心内血栓の有無を確認後離床開始							
活動度	心機能確認前，Head up30～60度	心機能確認後，Head up90度，端座位開始． 状態に合わせて車椅子座位，病室・病棟歩行						
訓練場所	状態に合わせてベッドサイド～リハビリ室	リハビリ室						
リハビリ	リハビリ処方 評価（PT/OT/ST） ポジショニング ─────→（必要に応じて）──────────────────→ 　　ROM-ex ──────────────────────────────→ 　　四肢の自動・他動運動 ──────────────────────→ 　　高次脳機能訓練 ────────────────────────→ 　　　　　　　　　座位訓練 ─────────────────→ 　　　　　　　　　　起立訓練 ────────────────→ 　　　　　　　　　　　移乗訓練 ──────────────→ 　　　　　　　　　　　　歩行訓練 ─────────────→ 　　　　　　　　　　　　　日常生活動作訓練 ──────────→							
<観　察> 意識レベル（JCS・GCS） 瞳孔（右/左） 対光反射（右/左） 頭蓋内圧亢進症状 上肢＆下肢運動レベル（右/左）								

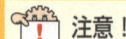 注意！　プログラムはあくまで1例です．チームでよく話し合い，各施設に準じたプログラムを立案することが重要です．

4 脳出血

日 付	/	/	/	/	/	/	/
病 日	1病日	2病日	3病日	4病日	5病日	6病日	7病日
目 標	1. 新たな神経所見が出現しない 2. 頭痛が軽減している 3. 血圧が指示範囲内である 4. ベッド上生活に不自由がない		1. 新たな神経所見が出現しない 2. 血圧が安定している 3. リハビリに意欲的に参加できる				
離床時期	発症 or 手術後 24 時間, 活動度は Head up	CT 確認後離床開始					
活動度	Head up30 度	CT 確認後 Head up90 度	状態に合わせて車椅子座位, 病室内・病棟内・トイレ歩行				
訓練場所	ベッドサイド	状態に合わせて ベッドサイド〜リハビリ室	リハビリ室				
リハビリ	リハビリ処方 評価 (PT/OT/ST) ポジショニング ──→ (必要に応じて) ─────────→ ROM-ex ─────────────────────→ 　　四肢の自動・他動運動 ─────────────→ 　　高次脳機能訓練 ───────────────→ 　　　　　　座位訓練 ─────────────→ 　　　　　　　起立訓練 ───────────→ 　　　　　　　　移乗訓練 ─────────→ 　　　　　　　　　歩行訓練 ───────→ 　　　　　　　　　　日常生活動作訓練 ──→						
<観　察> 意識レベル (JCS・GCS) 瞳孔 (右 / 左) 対光反射 (右 / 左) 頭蓋内圧亢進症状 上肢＆下肢運動レベル (右 / 左)							

5 くも膜下出血

- くも膜下出血の離床に関しては一定した見解はありません.
- 基本的には,発症から 14 日間はスパズム期であり,ベッドサイドでの管理が原則です.

Ⅱ-1 解剖・生理
脳の構造と機能

1 大脳の構造と機能

- 脳は大脳，間脳，脳幹，小脳に分けられます．
- 脳は頭蓋骨に保護されており，頭蓋骨と脳の間には硬膜，クモ膜，軟膜の3層の膜があります．

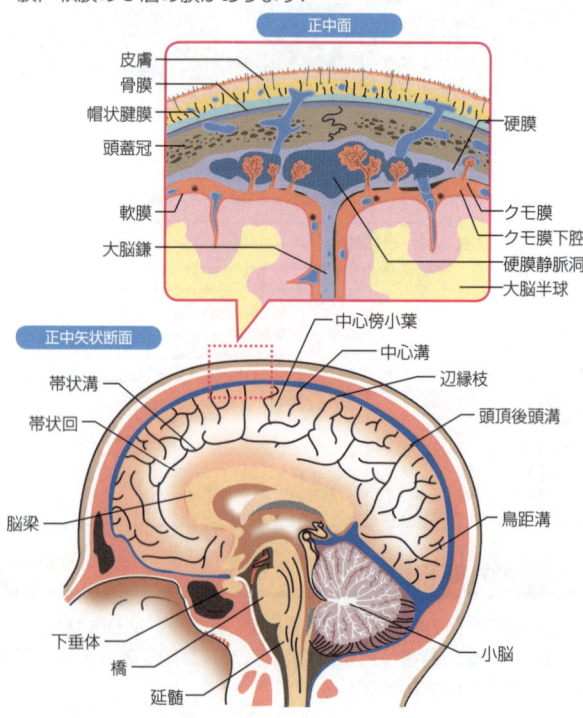

- 大脳は左右の大脳半球から構成され,表面に多くのシワ(溝)があります.
- 中心溝を境に前頭葉と頭頂葉,外側溝を境に側頭葉,頭頂後頭溝で後頭葉に分かれます.

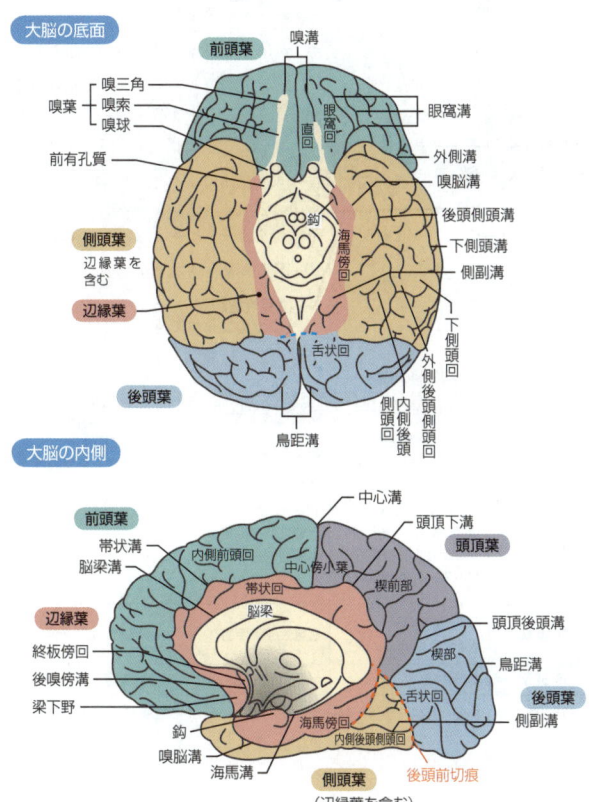

脳の構造と機能

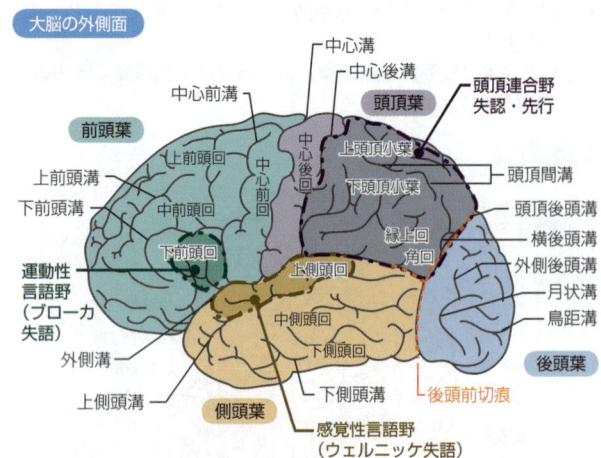

● 大脳皮質と高次脳機能障害

局在部位	左側（優位半球）	右側（劣位半球）	両側
前頭葉	超皮質性運動性失語 運動性（ブローカ失語）	運動性韻律障害	短期記憶障害 易興奮性，感情鈍麻
頭頂葉	超皮質性運動性失語 伝導性失語，流暢性失語 健忘症失語，失読失書 ゲルストマン症候群	伝導性韻律障害 半側空間身体失認	
側頭葉	聴覚性記憶障害 感覚性（ウェルニッケ）失語	感覚性韻律障害	易興奮性，短期全健忘
後頭葉	純粋失読	半側空間失認	相貌失認

松谷雅生監：脳・神経・脊髄イラストレイテッド．月刊ナーシング 29（5）：P40,2009．より転載

● 失語症の分類

両側		自発言語	復唱	言語了解	文字了解	音読	自発書時	書取
運動性失語 (表出性失語)	ブローカ(皮質性運動性)	×	×	△	△	×	×	×
	純粋運動性(皮質下性運動性)	×	○	○	○	×	○	○
感覚性失語 (受容性失語)	ウェルニッケ(皮質性感覚性)	語健忘 保続 錯語 錯文法	×	×	×	×	錯書	×
	純粋感覚性(皮質下性感覚性)	○	×	×	△	○	○	○
全失語(表出ー受容性失語)		×	×	×	×	×	×	×
伝導性失語(中枢性失語)		錯語	×	○	○	錯読	錯書	錯書
健忘性失語		語健忘	○	○	○	○	○	△
超皮質性失語	超皮質性運動性	×	○	○	○	△	△	△
	超皮質性感覚性	錯語	○	×	×	錯読	錯書	△

○正常 ×障害 △軽度障害

田崎義昭, 斎藤佳雄著：ベッドサイドの神経の診かた第15版. 南山堂, P250, 2000. より引用

● 失語症の鑑別

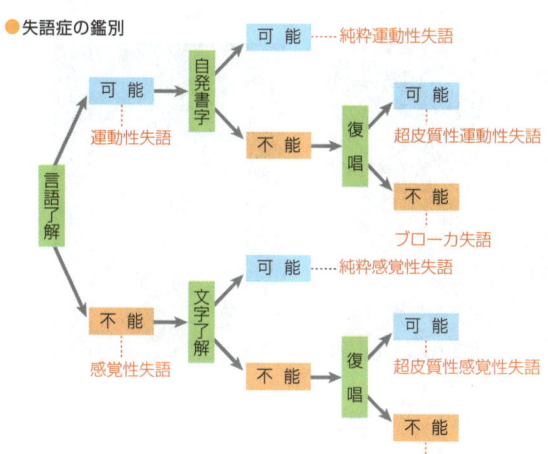

田崎義昭, 斎藤佳雄著：ベッドサイドの神経の診かた第15版. 南山堂, P 250, 2000. より引用

脳の構造と機能

2 運動野・感覚野の支配領域

- ホムンクルス:以下に示すように,一次運動野や一次感覚野の部位によって対応する身体各部が異なります.

感覚野と運動野の機能局在

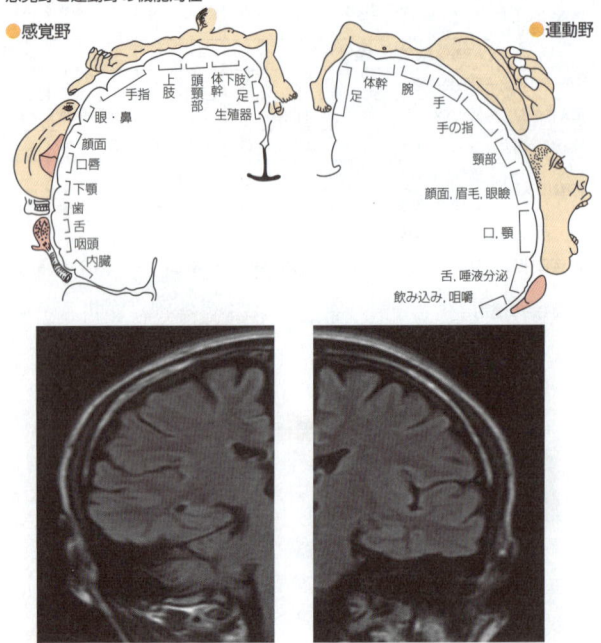

ここがポイント！

ホムンクルス上で対応する面の広さは,機能の重要性に応じているとも言われています.
画像診断と照らし合わせることで,麻痺の部位や程度の予側にも応用できます.

3　大脳基底核

- 大脳基底核は，尾状核，被殻，淡蒼球という神経細胞体の集まりで，運動プログラムの役割を果たします．

● 前額断からみた大脳基底核

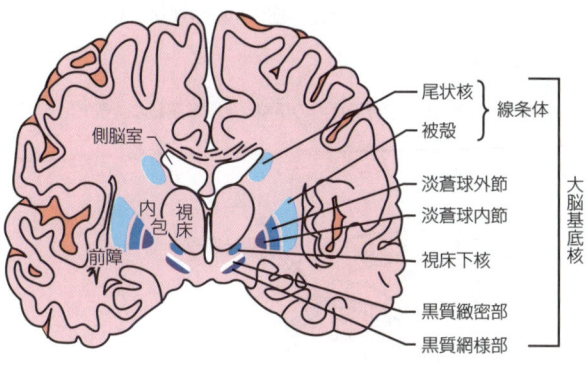

- 尾状核 ─┐
- 被殻 ──┘ 線条体
- 側脳室
- 淡蒼球外節
- 淡蒼球内節
- 内包
- 視床
- 視床下核
- 前障
- 黒質緻密部
- 黒質網様部

大脳基底核

ここがポイント！

被殻，淡蒼球と視床の間は，内包という運動神経線維が集中している部位です．
この部位が障害されると，麻痺が出現します

脳の構造と機能

4 脳幹と小脳

- 脳幹は，中脳・橋・延髄からなり，生命維持に必要な機能の中枢が集合しています．
- 脳幹には多くの脳神経核が存在します．
- 脳幹と小脳は，小脳脚という神経線維束により連絡しています
- 小脳は，左右の小脳半球と正中部の小脳虫部からなります．

小脳の機能

①平衡機能の調整　②姿勢反射の調整　③随意運動の調整

●脳幹と小脳の断面

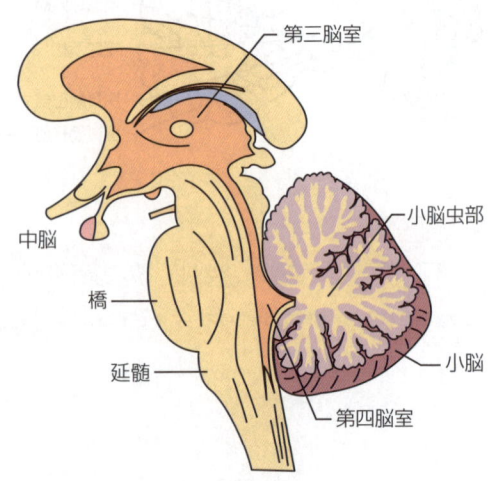

代表的な脳幹障害

症候群名	障害部位	障害側の症候	反対側の症候
ウェーバー症候群	中脳腹内側	動眼神経麻痺	片麻痺
パリーノ症候群	中脳背外側	両側の垂直性注視障害，副輳麻痺	
ミヤール・ギュブレール症候群	橋下部腹側	顔面神経麻痺	片麻痺（顔面を除く）
ワレンベルグ症候群	延髄外側	感覚解離，舌咽・迷走神経麻痺 ホルネル症候群 小脳性運動失調，眼振	半身感覚解離（顔面を除く）

田崎義昭，斎藤佳雄著：ベッドサイドの神経の診かた 15 版．南山堂，P230,2000．より引用

小脳の病巣部位と症候

病巣部位	症候群	症候の出現部位	運動失調			眼振	構音障害	筋緊張低下	反跳現象	その他
			歩行体幹	上肢	下肢					
古（原始）小脳	小脳底部（下虫部）		+	0	±	±	0	±	0	*1
旧小脳	小脳前葉（上虫部）		+	±	+	0	0	+	±	*2
新小脳	小脳外側（小脳半球）		+	+	+	+	+	+	+	
全体	全小脳		+	+	+	+	+	+	+	

*1. 頭位異常
*2. extensor thrust reflex ⊕，小脳発作，小脳性カタレプシー

田崎義昭，斎藤佳雄著：ベッドサイドの神経の診かた 15 版．南山堂，P234,2000．より引用

Ⅱ-2 解剖・生理
脳の血管系

1 各動脈の走行

●内頚動脈系の走行

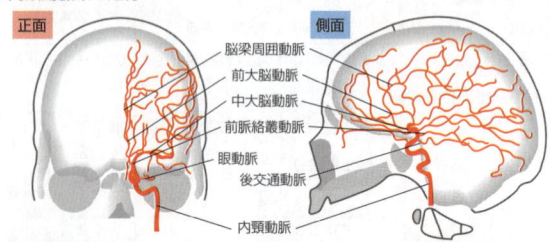

	分岐	栄養部位
内頚動脈系	前大脳動脈	大脳半球正中面
	中大脳動脈	大脳半球外側面

●椎骨・脳底動脈系の走行

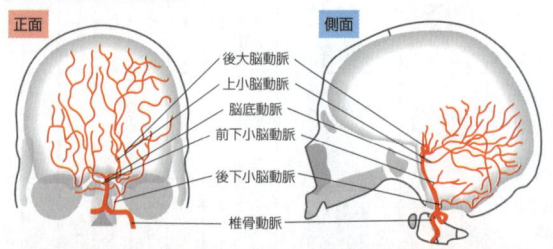

	分岐	栄養部位
椎骨動脈	後下小脳動脈	延髄外側部
脳底動脈	上小脳動脈	小脳半球・虫部
	前下小脳動脈	橋, 小脳の一部

2 大脳の血管支配（主幹動脈，皮質枝，穿通枝の関係）

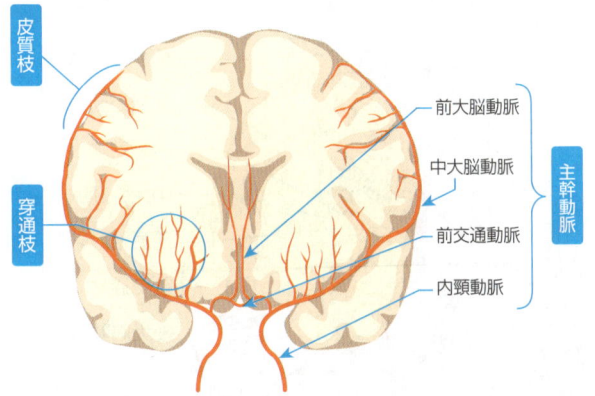

主幹動脈と皮質枝
- 主幹動脈の末梢は，脳の表面を回って皮質枝となり，大脳皮質を貫通して白質に分布します．

穿通枝
- 主幹動脈の基幹部から直接分岐する細い（径1mm以下）動脈で，脳底部を穿通し錐体路が通っている内包，放線冠などがある脳深部を栄養します．

ここがポイント！

アテローム血栓性脳梗塞や心原性脳塞栓症は主幹動脈や皮質枝が，ラクナ梗塞は穿通枝領域が好発部位となります．
特に，頸動脈に高度狭窄がある場合には血流不全性の脳梗塞が発生しやすいので，離床時には血圧管理などに注意が必要です．

3 ウィリス大動脈輪(大脳動脈輪)

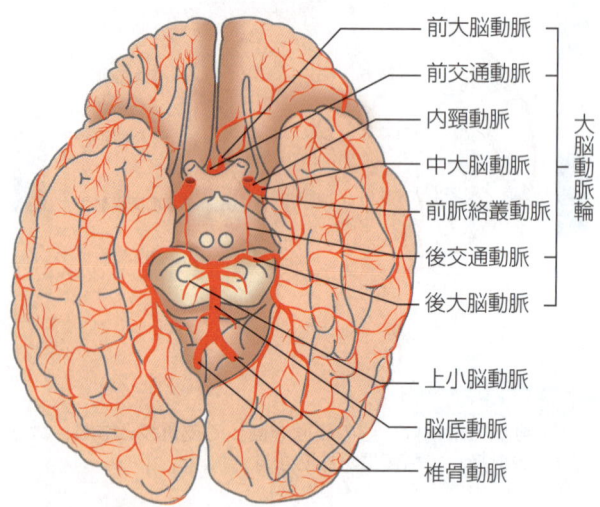

- 前大脳動脈
- 前交通動脈
- 内頸動脈
- 中大脳動脈
- 前脈絡叢動脈
- 後交通動脈
- 後大脳動脈

　　大脳動脈輪

- 上小脳動脈
- 脳底動脈
- 椎骨動脈

ここがポイント!

ウィリス大動脈輪は,互いに血流を補い合うことができる側副血行路の構造が発達していますが,急な角度の分岐が多く脳動脈瘤の好発部位でもあります.

脳の血管系

4 主要動脈の大脳支配領域

テント上スライス - A

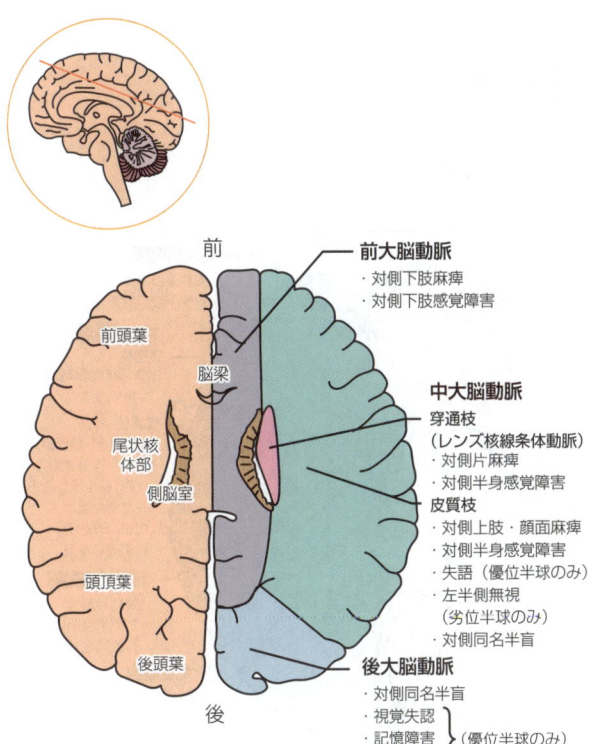

前

前大脳動脈
・対側下肢麻痺
・対側下肢感覚障害

前頭葉
脳梁
尾状核体部
側脳室
頭頂葉
後頭葉

中大脳動脈
穿通枝
（レンズ核線条体動脈）
・対側片麻痺
・対側半身感覚障害
皮質枝
・対側上肢・顔面麻痺
・対側半身感覚障害
・失語（優位半球のみ）
・左半側無視
　（劣位半球のみ）
・対側同名半盲

後大脳動脈
・対側同名半盲
・視覚失認　⎫
・記憶障害　⎬（優位半球のみ）
・純粋失読　⎭

後

脳の血管系　019

テント上スライス - B

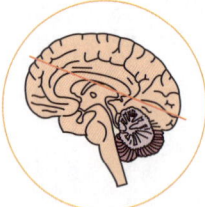

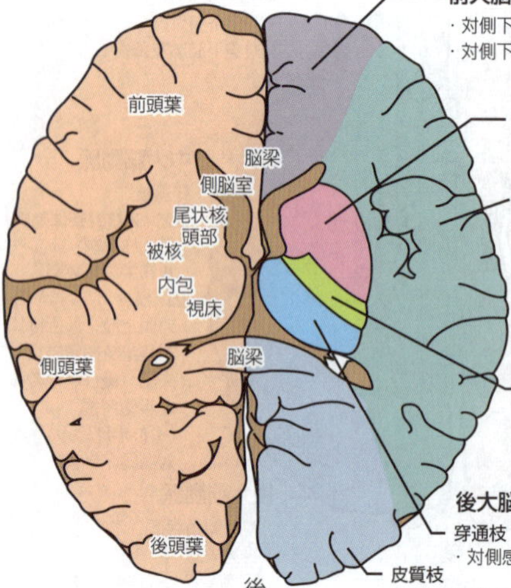

前大脳動脈
・対側下肢麻痺
・対側下肢感覚障害

中大脳動脈

穿通枝
（レンズ核線条体動脈）
・対側片麻痺

皮質枝
・対側上肢・顔面麻痺
・対側半身感覚障害
・失語（優位半球のみ）
・左半側無視
　（劣位半球のみ）
・対側同名半盲

前脈絡叢動脈
・対側片麻痺
・対側半身感覚障害
・対側同名半盲

後大脳動脈

穿通枝
・対側感覚障害

皮質枝
・対側同名半盲
・視覚失認　　 ｝（優位半球のみ）
・記憶障害
・純粋失読

前頭葉
脳梁
側脳室
尾状核
頭部
被核
内包
視床
側頭葉
脳梁
後頭葉

前
後

脳の血管系

テント下スライス

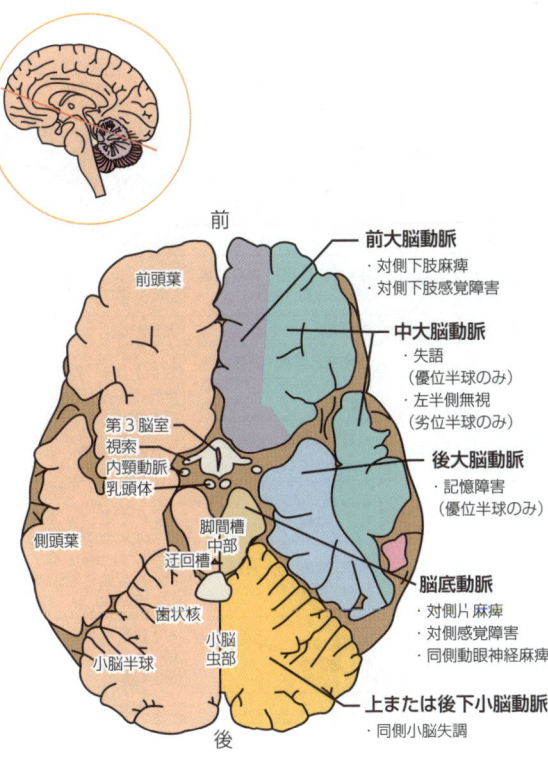

前

前頭葉

第3脳室
視索
内頸動脈
乳頭体

側頭葉

脚間槽
中部
迂回槽

歯状核

小脳半球　小脳
　　　　　虫部

後

前大脳動脈
・対側下肢麻痺
・対側下肢感覚障害

中大脳動脈
・失語
（優位半球のみ）
・左半側無視
（劣位半球のみ）

後大脳動脈
・記憶障害
（優位半球のみ）

脳底動脈
・対側片麻痺
・対側感覚障害
・同側動眼神経麻痺

上または後下小脳動脈
・同側小脳失調

解剖・生理

脳の血管系

II-3 解剖・生理
脳神経と機能表

- 脳神経は脳幹に出入りしている12対の神経で，頭頸部を支配しています．
- 感覚性，運動性，混合性の神経が存在します．

脳神経名	種 類	支配部位	機 能
Ⅰ：嗅神経	感覚性	鼻腔粘膜	嗅覚
Ⅱ：視神経	感覚性	網膜	視覚
Ⅲ：動眼神経	混合性	上・下・内側直筋，下斜筋，毛様体筋，瞳孔収縮筋	眼球運動，焦点の調節，縮瞳，眼筋の固有感覚
Ⅳ：滑車神経	運動性	上斜筋	眼球運動
Ⅴ：三叉神経	混合性	咀嚼筋，口腔・鼻腔粘膜，顔面の皮膚，眼球	咀嚼，顔面の嗅覚
Ⅵ：外転神経	運動性	外側直筋	眼球運動
Ⅶ：顔面神経	混合性	表情筋，鼻腺，涙腺，顎下腺，舌下腺，舌の前2/3の味蕾，軟口蓋	表情を作る，唾液の分泌，味覚
Ⅷ：内耳神経	感覚性	内耳の半規管，卵形嚢，コルチ器（蝸牛）	平衡感覚，聴覚
Ⅸ：舌咽神経	混合性	咽頭筋，耳下腺，舌の後1/3の味蕾	嚥下，唾液分泌，味覚
Ⅹ：迷走神経	混合性	咽頭，喉頭，胸・腹部，腺，脈管，粘膜	胸部の内臓と横行結腸までの内臓の運動と感覚，喉頭蓋の味覚，分泌（消化液），発声，嚥下
Ⅺ：副神経	運動性	胸鎖乳頭筋，僧帽筋，喉頭筋，咽頭筋	肩と頭部の運動，喉頭と咽頭の運動，嚥下，唾液の分泌，動脈圧
Ⅻ：舌下神経	運動性	舌筋	舌の運動

●脳神経機能の概要

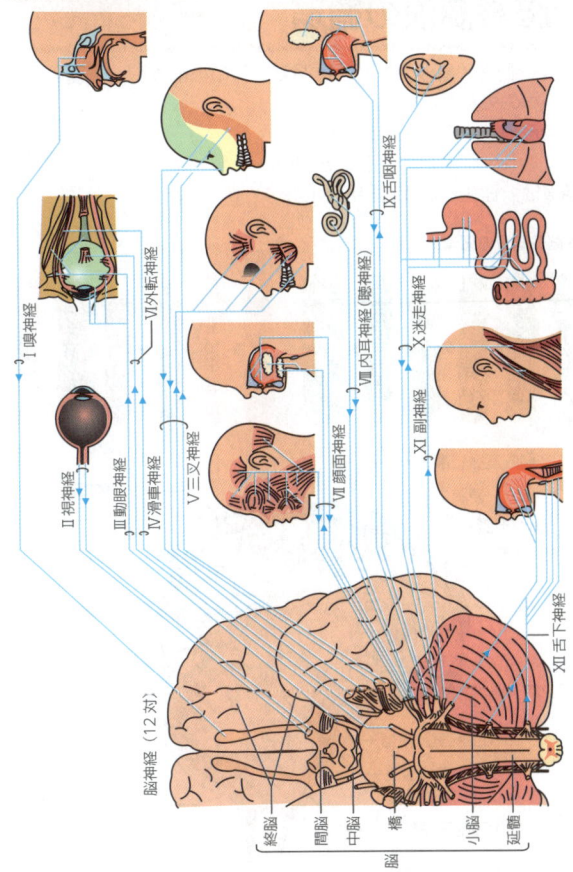

松谷雅生監:脳・神経・脊髄イラストレイテッド.月刊ナーシング29(5):P27,2009.より転載

Ⅱ-4 解剖・生理
脳脊髄液の循環

- 脳脊髄液（髄液）は無色透明で，その機能は脳・脊髄の保護，脳への栄養運搬です．
- 髄液の総量 130〜150mL
  1日の生産量 500mL

髄液は，産生と吸収を繰り返します．

● 脳脊髄液の循環

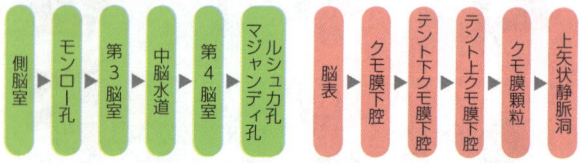

側脳室 → モンロー孔 → 第3脳室 → 中脳水道 → 第4脳室 → マジャンディ孔 ルシュカ孔 → 脳表 → クモ膜下腔 → テント下クモ膜下腔 → テント上クモ膜下腔 → クモ膜顆粒 → 上矢状静脈洞

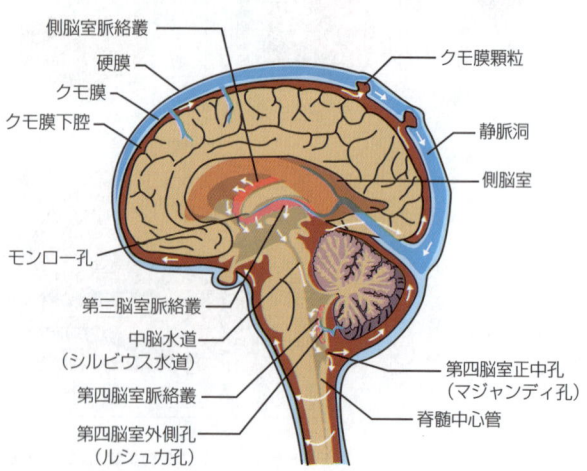

Ⅱ-5 解剖・生理
脳循環

- 脳は心拍出量の約 15 ～ 20％，1 分間に約 750mL の血液を受けています．
- 脳には，血圧が変化しても，ある範囲ならば脳血流を一定に保つ機構があります．このはたらきを脳循環自動調節能といいます．
- 正常では平均血圧が 60 ～ 160mmHg の範囲では脳血流量は一定に保たれています．

● 脳循環自動調節能

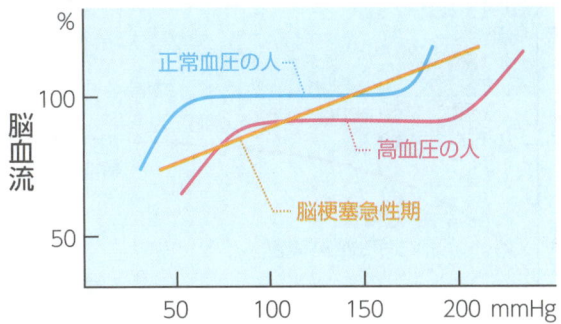

ここが **ポイント！**

脳梗塞急性期や重症くも膜下出血の場合，脳血流は血圧依存性になっています．急激な降圧(血圧低下)には要注意！

■ 血液脳関門 (blood-brain barrier:BBB)

ブドウ糖や水など脳に必要な物質は通過しますが，細菌など有害な物質は通過しないようにし，脳を守る機構です．

■ ペナンブラ

脳梗塞急性期には，脳血流が高度に障害された中心部の神経細胞は死に至りますが，中等度に血流が低下した周辺部は，脳機能は障害されているものの，脳細胞は生存しています．ここがペナンブラと呼ばれる領域です．

● 脳血流量・虚血持続時間と脳細胞の関係

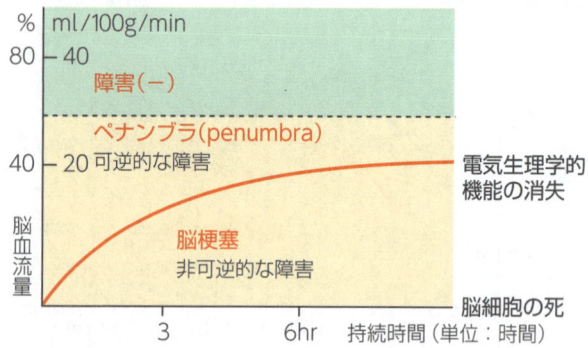

ここがポイント！

ペナンブラの領域は，血流再開によって神経機能の回復が可能な領域です．

Ⅲ-1 評価・フィジカルアセスメント
意識レベルの評価

1 JCS (Japan Coma Scale)

大分類	小分類	判定基準
Ⅲ	刺激しても覚醒しない状態（3桁で表現）	300 痛み刺激にまったく反応しない 200 痛み刺激に少し手・足を動かしたり，顔をしかめる 100 痛み刺激に払いのける動作をする
Ⅱ	刺激をすると覚醒する状態（刺激をやめると眠り込む：2桁で表現）	30 痛み刺激を加えつつ呼びかけを繰り返すと，辛うじて開眼する 20 大きな声，または体をゆさぶることにより開眼する（簡単な命令に応じる．たとえば離握手） 10 普通の呼びかけで，容易に開眼する（合目的的な運動はするし言葉も出るが，間違いが多い）
Ⅰ	刺激しなくても覚醒している状態（1桁で表現）	3 自分の名前，生年月日が言えない． 2 時・人・場所がわからない（失見当識） 1 大体清明だが，いまーつはっきりしない．

R:Restlessness 不穏　I:Incontinence 失禁　A:Apallic state 無欲状態
評価例：「Ⅱ－20」「3－AⅠ」など

ここがポイント！

JCSは，評価基準がわかりやすく，意識状態を瞬時に把握することができます．
しかし除皮質硬直と除脳硬直が同じJCS200として評価されるため，脳幹障害の重症度を正確に表現することはできません．
また高次脳機能（言語反応）は，評価に含まれていません．

2 GCS(Glasgow Coma Scale)

観察項目	スコア	反応
開眼（E） eye opening	4点	自発的に，またはふつうの呼びかけで開眼
	3点	呼びかけると開眼
	2点	痛み刺激で開眼
	1点	痛み刺激でも開眼しない
言語反応（V） verbal response	5点	見当識が保たれている
	4点	会話は成立するが見当識が混乱
	3点	発語はみられるが会話は成立しない
	2点	理解不能な発声
	1点	発語なし
運動機能（M） motor response	6点	命令に従って四肢を動かす
	5点	痛み刺激に対して疼痛部を手で払いのける
	4点	指への痛み刺激に対して四肢を引っ込める
	3点	痛み刺激に対して異常な屈曲運動
	2点	痛み刺激に対して伸展運動
	1点	まったく動かない

「E：○点，V：○点，M：○点，合計○点」と記述する．
（最軽症15点，最重症3点．8点以下は重症）
言語反応の評価において，失語症の場合は「VA」，気管切開や挿管中の場合「VT」と記述し，それぞれ1点とします．

ここがポイント！

評価者間の一致率は高く，国際的に普及しています．
スコア化が複雑なこと，異なる3要素の合計点で評価するため，同じ点数でも状態が異なる場合があります．

3 乳幼児に対する JCS・GCS

●乳幼児に対する JCS

Ⅰ．刺激しないでも覚醒している状態
1. あやすと笑う．ただし不十分で，声を出して笑わない
2. あやしても笑わないが視線は合う
3. 母親と視線が合わない

Ⅱ．刺激すると覚醒する状態（刺激をやめると眠り込む）
10. 飲み物を見せると飲もうとする．あるいは乳首を見せれば欲しがって吸う
20. 呼びかけると開眼して目を向ける
30. 呼びかけを繰り返すと，辛うじて開眼する

Ⅲ．刺激をしても覚醒しない状態
100. 痛み刺激に対し払いのけるような動作をする
200. 痛み刺激で少し手足を動かしたり，顔をしかめる
300. 痛み刺激に反応しない

坂本吉正著：小児神経診断学．金原出版，P36,1978． より引用改変

●乳児に対する GCS

観察項目	スコア	反 応
開眼（E） Eye opening	4 点	自発的に，またはふつうの呼びかけで開眼
	3 点	呼びかけると開眼
	2 点	痛み刺激で開眼
	1 点	痛み刺激でも開眼しない
発語（V） Verbal response	5 点	適切に微笑む，声に反応する
	4 点	あやすと泣き止む
	3 点	泣き叫ぶ
	2 点	不穏，興奮，うめき声
	1 点	発語なし
運動機能（M） Motor response	6 点	自発的に目的を持って手足を動かす
	5 点	触ると四肢を引っ込める
	4 点	痛み刺激に対して四肢を引っ込める
	3 点	痛み刺激に対して異常な屈曲運動
	2 点	痛み刺激に対して伸展運動
	1 点	まったく動かない

Ⅲ-2 評価・フィジカルアセスメント
眼球の評価と関連する病態

●眼球運動の見方

方 法	①頭を動かさず，眼だけで追うよう説明する．もしくは患者さんの額を支える ②眼前50cmぐらいのところでペンや指を示し，眼だけで追ってもらう ③眼球運動だけでなく，眼振・複視も確認する 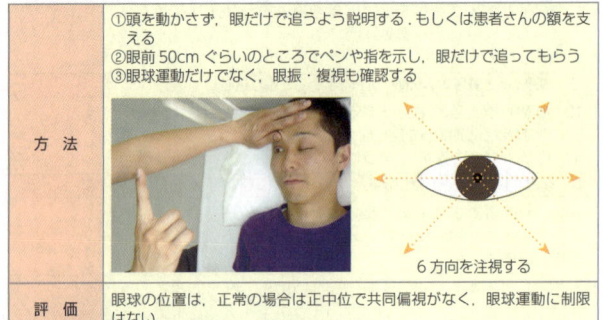　6方向を注視する
評 価	眼球の位置は，正常の場合は正中位で共同偏視がなく，眼球運動に制限はない

眼球運動をつかさどる3つの神経

- 眼球運動は，動眼神経（Ⅲ），滑車神経（Ⅳ），外転神経（Ⅵ）が機能的に組み合わさった動きです．このうち一つでも障害を受けると眼球偏位や複視等の症状が出現します．

●眼球運動を司る脳神経と筋

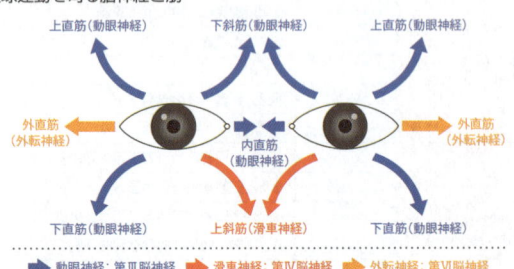

星野晴彦：視野・眼球運動障害．JJNスペシャル72　実践脳卒中ケア（高木誠編）．P.67,2002.
より転載

眼球運動をつかさどる神経と障害時の症候

脳神経	支配筋	眼球の偏位方向	複視の出現する注視方向
Ⅲ	内直筋	外側	鼻側
Ⅵ	外直筋	内側	外側
Ⅲ	上直筋	下内方	上外方
Ⅲ	下直筋	上内方	下外方
Ⅳ	上斜筋	上外方	下内方
Ⅲ	下斜筋	下外方	上内方

ここがポイント!

脳の障害部位を眼球偏位で予測することができます.

被殻出血
病側への共同偏視

小脳出血
健側への共同偏視

橋出血
正中位, 縮瞳

視床出血
両眼が鼻先を見つめる

眼球の評価と関連する病態

Ⅲ-3 | 評価・フィジカルアセスメント

瞳孔の評価

方法	①自然光で形と大きさを観察 ②まっすぐに遠くを見つめてもらい，視野の外側からペンライトで光を当て対光反射の有無を確認する

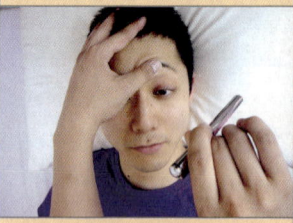

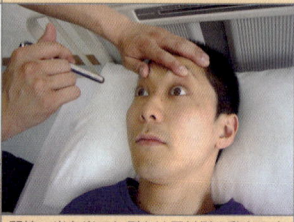

直接対光反射	間接対光反射
直接：光を当てた側の瞳孔の変化をみる	間接：光を当てた側とは反対側の動向の変化をみる

	正常	縮瞳	散瞳	瞳孔不同	針先瞳孔
評価	直径2.5～4mm	直径2mm以下	直径5mm以上	左右差0.5mm以上	両側の著しい縮瞳

直接対光反射と間接対光反射の関係

右側の視神経に障害がある場合

	直接対光反射	間接対光反射
右眼	−	+
左眼	+	−

右側の動眼神経に障害がある場合

	直接対光反射	間接対光反射
右眼	−	−
左眼	+	+

ここがポイント！

意識障害のある患者さんで直接対光反射が消失している場合には，間接対光反射を確認することで視神経と動眼神経のどちらの障害によるものか，判断できます．

III-4 | 評価・フィジカルアセスメント

麻痺の評価

1 ブルンストロームステージ (Brunnstrom-stage Test)

Stage	内容	判定基準		
		上肢	手指	下肢
I	弛緩性麻痺	弛緩性,随意運動なし	随意運動なし	弛緩性,随意運動なし
II	共同運動が一部出現し,連合反応が誘発される	肩や肘がわずかに動く	わずかに手指の屈曲ができる	共同運動あるいはその要素の一部がわずかに出現(反射や連合運動でもよい)
III	十分な共同運動が出現	上肢挙上60度くらいまで屈曲あるいは伸展共同運動パターンが出現する	総握りが可能であるが,指伸展は随意的にできない。反射的指伸展が可能なこともある	股・膝・足関節の屈曲・伸展共同運動あるいはその要素が一部随意的に可能
IV	分離運動が一部出現	a. 上肢挙上90度まで可能(肘伸展位で) b. 肘を90度屈曲位で身体に付け,回内・回外が可能	母指の横つまみが可能。手指伸展がわずかに可能	a. 座位で床上に足を滑らせながら膝屈曲90度以上可能 b. 膝屈曲位で足関節のみ背屈可能(座位で踵を付けたまま,つま先を持ち上げる)
V	分離運動が全般的に出現	a. 上肢前挙上から頭上に挙上する(伸展位) b. 上肢の側above 90度まで可能(肘伸展位) c. 肘伸展位で前腕回内・回外が可能。前挙でも側挙でもよいが後者は困難	手掌つまみ,円筒握り,球握りが可能(ぎこちないが,ある程度実用的)。手指の総開きが可能	a. 立位で股関節をほとんど動かさず,膝の屈曲が可能 b. 立位で患肢を少し前に出し,膝伸展位のまま足関節の背屈が可能
VI	協調性のある動作が可能	StageVの分離運動が速やかに行える。正常と比べてスピードが遅い	すべてのつまみが可能であり,上手にできる。手指の伸展が可動域全体にわたって可能。手指の分離運動が可能(健側より多少稚拙でよい)	立位での股関節の外転が骨盤挙上による外転角度以上に可能。座位で内側および外側ハムストリングの交互収縮により下腿の内旋・外旋が可能(足内反・外反を伴う)

Signe Brunnstrom著Movement Thrapy in Hemiplegia, 佐久間穣爾・松村秩訳:片麻痺の運動療法. 医歯薬出版, P48-61, 1974. より改変

2 徒手筋力テスト (Manual Muscle Testing : MMT)

5	normal	強い抵抗を加えても，正常可動域を運動できる
4	good	重力に打ち勝って関節の全運動範囲を動かすことが可能で，中程度の抵抗であれば保持できる
3	fair	重力に打ち勝って関節の全運動範囲を動かすことが可能だが，抵抗を加えられると保持できない
2	poor	重力を除いた状態なら，可動域に運動できる 例）ベッド上で水平運動のみ
1	trace	筋収縮はあるが関節は動かない
0	zero	筋の収縮も全く認められない

ここがポイント!

筋力の強さよりも，筋力の左右差や筋力低下の分布，筋力の変化などについて判定できます．
判定者の熟練度や主観により，評価が人によって異なる欠点があります．
特に3～4の判定は判定者によって差が出るため，何をもってそう判定したのか記録に残すようにしましょう．

注意！

MMT（徒手筋力検査法）は基本的に個々の筋力を測定する検査方法ですが，臨床では情報共有を行うために麻痺の評価に使用することがあります．

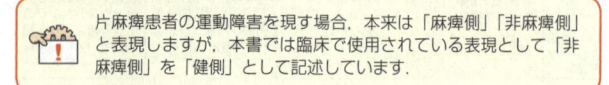

関連事項 ポケットマニュアルシリーズ 整形外科と早期離床 ▶ 徒手筋力テスト ⇨ P025

関連事項 ポケットマニュアルシリーズ 呼吸ケアと早期離床 ▶ 運動機能のアセスメント ⇨ P028

片麻痺患者の運動障害を現す場合，本来は「麻痺側」「非麻痺側」と表現しますが，本書では臨床で使用されている表現として「非麻痺側」を「健側」として記述しています．

Ⅲ-5 評価・フィジカルアセスメント
反射の評価

1 深部腱反射

- 骨格筋の腱を叩いて，筋に急激な伸展を与えたときに起こる反射です．

●深部腱反射の記録法

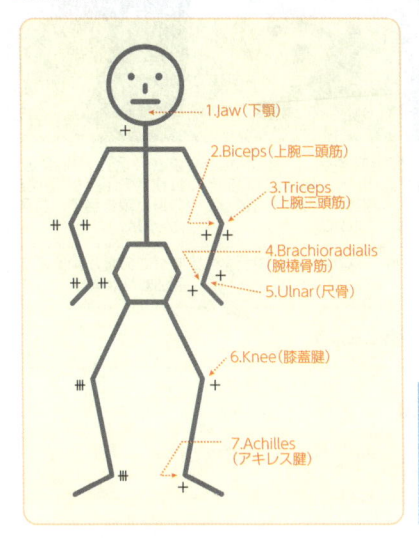

図中のラベル：
- 1.Jaw（下顎）
- 2.Biceps（上腕二頭筋）
- 3.Triceps（上腕三頭筋）
- 4.Brachioradialis（腕橈骨筋）
- 5.Ulnar（尺骨）
- 6.Knee（膝蓋腱）
- 7.Achilles（アキレス腱）

記録法：
0または（－）消失
（±）軽度減弱
（＋）正常
（＋＋）やや亢進
（＋＋＋）亢進
（＋＋＋＋）著名な亢進

ここがポイント！

深部腱反射は実施した反射の反射中枢より上位中枢に損傷がある場合は反射が亢進し，求心性神経，反射中枢，遠心性神経のいずれかに損傷がある場合は反射が減弱または消失します．

2　病的反射

● 上肢

	トレムナー反射	ホフマン反射	ワルテンベルグ反射
手技	被検者の中指を背屈気味に固定し，指ではじく	被検者の中指の爪の部分を，検者の母指で，内側に屈曲するようにはじく	検者の示指と中指を，被検者の示指から小指の付け根に当て，打鍵器で叩く
反応	瞬間的に母指が内転すれば陽性	母指が内転すれば陽性	すべての指が瞬間的に屈曲すれば陽性
要因	一側のみ陽性で錐体路障害を疑う		

> **ここがポイント！**
> 上肢の反射は，正常時でもこれらの反射が両側性に陽性となることがあります．

反射の評価

● クローヌス

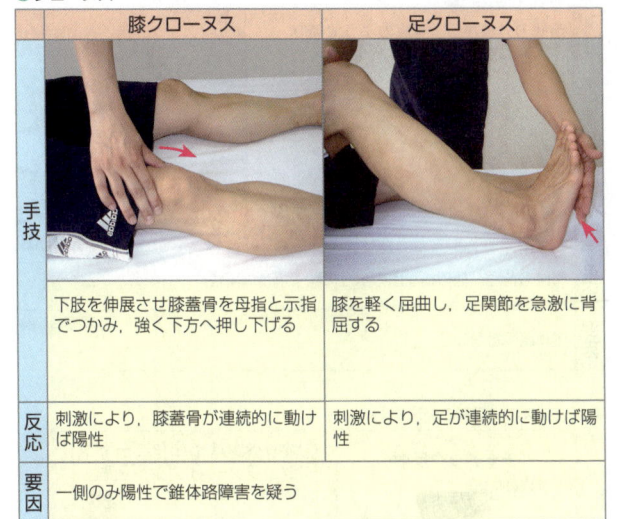

	膝クローヌス	足クローヌス
手技	下肢を伸展させ膝蓋骨を母指と示指でつかみ,強く下方へ押し下げる	膝を軽く屈曲し,足関節を急激に背屈する
反応	刺激により,膝蓋骨が連続的に動けば陽性	刺激により,足が連続的に動けば陽性
要因	一側のみ陽性で錐体路障害を疑う	

ここがポイント!

クローヌスの程度が弱く,数回で終わる場合であっても,亢進を意味するので注意しましょう.
車いすのフットレストに麻痺側下肢を乗せると足が小さく震えることがあります.これは足クローヌスのためです.フットレストの高さを変えるか,下肢の置く位置を変えれば止まることがあるので試してみましょう.

反射の評価

●バビンスキー反射

手技	足底の外縁から，写真のように適度に尖ったもので強めにこする 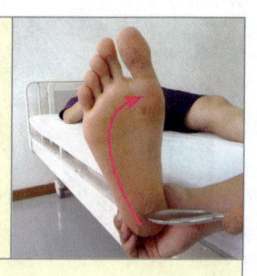
反応	母趾の背屈，他の指が扇のように開く場合は陽性
要因	錐体路障害を疑う

●バビンスキー反射の変法

	チャドック反射	①オッペンハイム ②ゴードン ③シェファー ④ゴンダ反射
手技	外果の下方を，後ろから前にこする	①脛骨内縁を，上方から下方へ母指の腹でこすりおろす ②ふくらはぎを指で強くつまむ ③アキレス腱を強くつまむ ④第4趾を前下方へ引っ張る

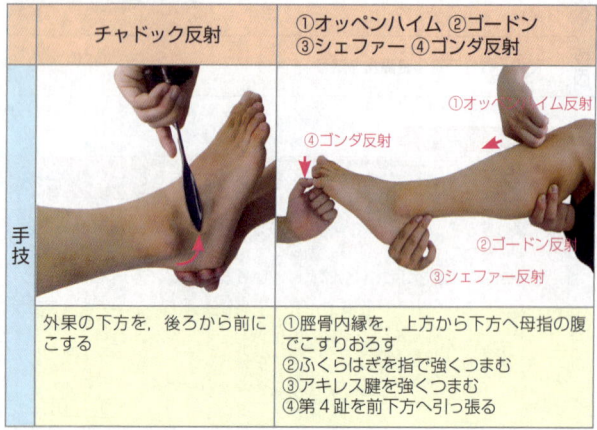

＊反応・要因はバビンスキー反射と同様です

III-6 評価・フィジカルアセスメント
錐体路・錐体外路

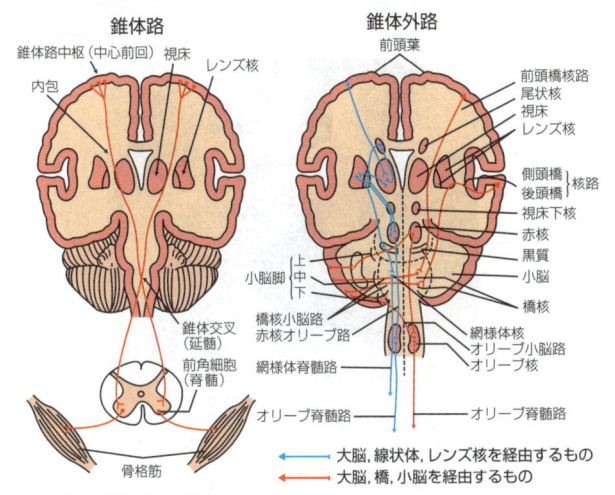

錐体路
- 錐体路中枢（中心前回）
- 視床
- 内包
- レンズ核
- 錐体交叉（延髄）
- 前角細胞（脊髄）
- 骨格筋

錐体外路
- 前頭葉
- 前頭橋核路
- 尾状核
- 視床
- レンズ核
- 側頭橋／後頭橋 核路
- 視床下核
- 赤核
- 黒質
- 小脳脚（上・中・下）
- 小脳
- 橋核
- 橋核小脳路
- 赤核オリーブ路
- 網様体核
- オリーブ小脳路
- オリーブ核
- 網様体脊髄路
- オリーブ脊髄路

← 大脳, 線状体, レンズ核を経由するもの
← 大脳, 橋, 小脳を経由するもの

●錐体路・錐体外路の鑑別

		錐体路	錐体外路
経路	中枢 ↓ 末梢	・大脳皮質（運動野） ・内包 ・大脳脚 ・橋底部 ・脊髄側索等	・各頭葉の皮質 ・大脳基底核（尾状核, 被殻, 淡蒼球など） ・中脳（上丘, 赤核, 黒質） ・橋（橋核, 前庭神経核, 網様体） ・延髄（オリーブ核）
運動障害		・筋萎縮を伴わない痙性麻痺	・不随意運動 ・固縮 ・筋力低下はあるが麻痺は認めない、または軽度
腱反射		亢進	正常または軽度亢進
バビンスキー反射		陽性	陰性

錐体路・錐体外路

Ⅲ-7 評価・フィジカルアセスメント
頸部硬直

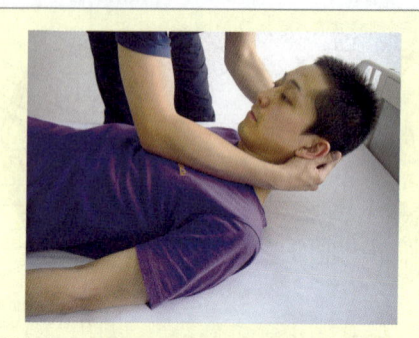

手技	仰臥位で枕を外し,後頭部を両手でゆっくり挙上・前屈させる
反応	頸部が硬く,下顎が胸につかない状態 顎と胸の間に何本の指が入るまで曲げられるかにより,『何横指』と程度を表現する
要因	クモ膜下腔の炎症,出血,脳圧上昇を疑う

ここがポイント!

髄膜刺激症状による頸部硬直か判断しにくい場合は,前後左右の可動性や抵抗を比較してみて,同じ程度の抵抗があれば関節可動域の問題と考えてよいでしょう.

クモ膜下出血後の場合は再出血の恐れもあるため,必要以上の観察は禁忌です.

III-8 | 評価・フィジカルアセスメント
運動失調の評価

1 四肢失調の症状

● 測定異常 / dysmetria
視覚的に異常がないにもかかわらず，随意運動を目的の場所で止めることができない現象

● 反復拮抗運動不能 / dysdiadochokinesis
反復運動を行う際，リズムが乱れ，不規則でぎこちない運動になる現象

● 運動分解 / decomposition of movement
目標に向かって最短距離で運動できず，遠回りしてしまう現象

● 協働収縮不能 / asynergy
一連の運動をスムーズに遂行できず，ぎこちなくなる現象

● 振戦 / tremor
四肢が震える現象
目標物に近づくにつれ，四肢の先端の震えが激しくなることを企図振戦という

● 時間測定障害 / dyschronometria
動作を始めようとするとき，また止めようとしたとき，時間的に遅れる現象

2 運動失調の見方

	指鼻試験	指鼻指試験
手技	①被験者に，肘伸展位から，示指を自分の鼻にもっていくよう指示する ②様々な方向から鼻に戻っていくことが可能か診る ③開眼時と閉眼時の違いを観察する	①被検者の示指を，自分の鼻に当てさせる ②その指で検者の指先と被検者の鼻先を交互に触ってもらう
反応	測定異常：目標点を行きすぎたり，あるいは手前で止まったりする 企図振戦：目標点に近づくにつれ，振戦が著しくなる 運動分解：目標物に最短距離で到達できない	

運動失調の評価

	手回内・回外検査	スチュアート・ホームズ反跳現象
手技	①被検者に，膝を叩きながら前腕の回内・回外運動を繰り返し行うよう指示する ②あらかじめできるだけ早く行うよう指示しておく	①被験者に，腕を自分の胸部に向かって力一杯引くように指示する ②検者は，これを引っ張って抵抗を加え，急に手を離す
反応	反復拮抗運動不能：回内・回外の角度が減少したり，切り返しのリズムが乱れてくる	時間測定障害：小脳障害では強く胸を打ってしまう

ここがポイント！

スチュアート・ホームズ反跳現象を行う場合は，あらかじめ被検者の顔または胸部の前に検者の手をおいて被験者が思わぬ怪我をしないよう配慮しましょう．

	踵膝試験	向こう脛叩打
手技	仰臥位になり，踵をもう一方の膝に乗せ，脛に沿って下降させる	①一側の足を十分に背屈させ，足趾を天井に向けて踵で反対側の向こう脛を叩いてもらう ②膝蓋骨下5cm位の位置を毎秒1～2回の速度で7～8回行うよう指示する
反応	協働収縮不能：スムーズに足を下ろせず前後左右にぶれる	反復拮抗運動障害：一定の場所が叩けない，叩く速度が遅い

運動失調の評価

Ⅲ-9 | 評価・フィジカルアセスメント
異常姿勢

●ウェルニッケ・マン肢位

頭・頸部
麻痺側へ側屈，健側へ回旋

体幹
麻痺側へ側屈

肩甲帯
後退・下制（肩甲骨内転）

上肢
屈筋共同パターン
- 肩ー屈曲・内転
- 肘ー屈曲
- 前腕ー回外（回内）
- 手ー掌屈
- 手指ー屈曲

下肢
伸筋共同パターン
- 股ー伸展・内転・内旋
- 膝ー伸展
- 足ー底屈・内反

ここがポイント！

異常姿勢が続くと，筋短縮・変性を助長し，関節拘縮の原因となります．
異常姿勢を予防するには，適切なポジショニングが重要です（P093〜099）．

関連事項 呼吸ケアと早期離床　▶　立位姿勢の評価ポイント ⇒ P119

Ⅲ-10 評価・フィジカルアセスメント
異常歩行（痙性麻痺）

異常歩行	分回し歩行	尖足歩行	反張膝
図			
特徴	麻痺側下肢全体を大きく回すようにふり出す	つま先から接地する．振出しの際，つま先が引っかかる	麻痺側骨盤の後退・膝過伸展しロックした状態で立脚する

ここがポイント！

異常歩行を放置すると機能障害を助長することがあるので，装具や歩行補助具の使用を検討します．

Ⅲ-11 | 評価・フィジカルアセスメント
半側視空間失認の評価

- 半側視空間失認とは，病巣と反対側の視空間を無視してしまうことです．以下の検査によって評価できます．

	線分二等分試験（Albertによる）	線分抹消試験（Albertによる）
方法	20cmの直線を目測で二等分させます	縦20cm×横26cmの紙に2.5cm線が40本描かれている
検査用紙		
判定	正中より1cm以上病巣側へ偏れば異常を疑う	抹消されない線が1本以上あれば異常を疑う

	時計描写	図形模写
方法	円内に時計を描写させます	図を模写させます（家や花の絵など）
検査用紙	円の中に数字を入れて時計を完成させてください	白紙に同じ図形を複写して下さい
判定	半分のみ数字を書き入れた場合，異常を疑う	図の欠損が存在した場合，異常を疑う

ここがポイント！

> 日常生活の中で，視線を片方しか向けない，食事を片方だけ食べ残す，麻痺側の障害物にぶつかるなど，ADL場面の評価も重要となります．

Ⅲ-12 評価・フィジカルアセスメント
ADL：活動レベルのアセスメント

1 NIH-SS (National Institutes of Health Stroke Scale)

1	意識	意識水準	0：完全覚醒　1：簡単な刺激で覚醒 2：強い刺激で覚醒　3：完全に無反応
		質問 月名, 年齢	0：両方正解　1：片方正解　2：両方不正解
		従命 開閉眼, 手を握る・離す	0：両方正解　1：片方正解　2：両方不正解
2		注　視	0：正常　1：部分的注視麻痺　2：完全注視麻痺
3		視　野	0：視野欠損なし　1：部分的半盲 2：完全半盲　3：両側性半盲
4		顔面麻痺	0：正常　1：軽度の麻痺　2：部分的麻痺　3：両側麻痺
5		上肢の運動（左） 仰臥位の時は45度保持	0　90度を10秒間保持可能 1　90度を保持できるが, 10秒以内に下垂 2　90度の挙上, 保持ができない 3　重力に抗して動かない 4　全く動かない
		上肢の運動（右）	同　上
6		下肢の運動（左） 仰臥位で30度保持	0　30度を5秒間保持可能 1　30度を保持できるが, 5秒以内に下垂 2　30度の挙上, 保持ができない 3　重力に抗して動かない 4　全く動かない
		下肢の運動（右）	同　上
7		運動失調	0：なし　1：1肢　2：2肢
8		感　覚	0：障害なし　1：軽度～中等度　2：重度～完全
9		言　語	0：失語なし　1：軽度～中等度 2：重度の失語　3：無言・全失語
10		構音障害	0：正常　1：軽度～中等度　2：重度
11		消去現象 注意障害	0：異常なし 1：視覚, 触覚, 聴覚, 視空間または自己身体に対する不注意. 1つの感覚様式で2点同時刺激に対する消去現象 2：重度の半側不注意. 2つ以上の感覚様式

Brott T, et al: Measurements of acute cerebral infarction: a clincal examination scale. Stroke 20:P864-870, 1989より引用

ここがポイント！

急性期の病巣の広がりや重症度の判定に有用とされています.

2 BI (Barthel Index)

	点数	質問内容	得点
1. 食事	10 5 0	自立．自助具などの装着可．標準的時間内に食べ終える 部分介助（例えば，おかずを切って細かくしてもらう） 全介助	
2. 車いすから ベッドへの 移乗	15 10 5 0	自立．車いすのブレーキやフットレストの操作も含む（歩行自立も含む） 軽度の部分介助または監視を要す 座ることは可能であるが，ほぼ全介助 全介助または不可能	
3. 整容	5 0	自立（洗面，整髪，歯磨き，ひげ剃り） 部分介助または全介助	
4. トイレ動作	10 5 0	自立（衣服の操作，後始末を含む．ポータブル便器などを使用している場合はその洗浄も含む） 部分介助．体を支える，衣服・後始末に介助を要する 全介助または不可能	
5. 入浴	5 0	自立 部分介助または不可能	
6. 歩行	15 10 5 0	45m以上の歩行．補装具（車いす，歩行器は除く）の使用の有無は問わず 45m以上の介助歩行．歩行器の使用を含む 歩行不能の場合，車いすにて45m以上の操作可能 上記以外	
7. 階段昇降	10 5 0	自立．手すりなどの使用の有無は問わない 介助または監視を要する 不能	
8. 着替え	10 5 0	自立．靴，ファスナー，装具の着脱を含む 部分介助．標準的時間内．半分以上は自分で行える 上記以外	
9. 排便コントロール	10 5 0	失禁なし．浣腸，坐薬の取り扱いも可能 時に失禁あり．浣腸，坐薬の取り扱いに介助を要する者も含む 上記以外	
10. 排尿コントロール	10 5 0	失禁なし．収尿器の取り扱いも可能 時に失禁あり．収尿器の取り扱いに介助を要する者も含む 上記以外	

Mahoney FI, Barthel DW. Functional evaluation: the Barthel Index. Md St Med J. 14, P61-65, 1965. より引用

合計得点 ／100

ここがポイント！

40点以下では基本動作（食事・排泄・整容）は全介助か部分介助，65点以上で基本動作は自立，85点では65%以上が歩行自立可能とされています．

3 FIM(Functional Independence Measure)

	評価項目		内容（要点のみ抜粋）
運動項目	セルフケア	食事	咀嚼，嚥下を含めた食事動作
		整容	口腔ケア，整髪，手洗い，洗顔など
		清拭	風呂，シャワーなどで首から下（背中以外）を洗う
		更衣（上半身）	腰より上の更衣および義肢装具の装着
		更衣（下半身）	腰より下の更衣および義肢装具の装着
		トイレ動作	衣服の着脱，排泄後の清潔，生理用品の使用
	排泄コントロール	排尿管理	排尿の管理（用具や薬剤の使用を含む）
		排便管理	排便の管理（用具や薬剤の使用を含む）
	移乗	ベッド・椅子・車いす	それぞれの間の移乗（起立動作を含む）
		トイレ	便器へ（から）の移乗
		浴槽・シャワー	浴槽，シャワー室へ（から）の移乗
	移動	歩行・車いす	屋内での歩行，または車いす移動
		階段	12〜14段の階段昇降
認知項目	コミュニケーション	理解	聴覚または視覚によるコミュニケーションの理解
		表出	言語的または非言語的表現
	社会的認知	社会的交流	他患者，スタッフなどとの交流，社会的状況への順応
		問題解決	日常生活上での問題解決，適切な決断応力
		記憶	日常生活に必要な情報の記憶

評価基準	自立	7：完全自立（時間・安全性含めて）	介助者なし
		6：修正自立（補助具などを使用）	
	部分介助	5：監視または準備	介助者あり
		4：最小介助（患者自身で75％以上）	
		3：中等度介助（50％以上）	
	完全介助	2：最大介助（25％以上）	
		1：全介助（25％未満）	

吉田泰久著：画像でわかる！看護師・コメディカルの脳卒中．日総研出版，P70,2008．より引用

ここがポイント！

トイレ動作時（排尿と排便／日中と夜間で異なる介助量の場合は介助量が多い採点になります．

ADL・活動レベルのアセスメント

4 予後評価 mRS(modified Rankin Scale)

0	全く症状なし
1	何らかの症状はあるが障害はない 通常の仕事や活動はすべて行える
2	軽微な障害 これまでの活動のすべてはできないが，身の回りのことは援助なしでできる
3	中等度の障害 何らかの援助を要するが援助なしで歩行できる
4	中等度から重度の障害 援助なしでは歩行できず，身の回りのこともできない
5	重度の障害 寝たきり，失禁，全面的な介護
6	死亡

篠原幸人・吉本高志 ほか編：脳卒中治療ガイドライン 2004: 株式会社協和企画,P226,2004 より引用

ここがポイント!

mRSは，障害の程度，活動度，予後評価指標として，最も一般的に使用されています．

Ⅲ-13 評価・フィジカルアセスメント
知能検査

1 長谷川式簡易知能スケール（HDS-R）

1	お年はいくつ？（2歳までの誤差は正解）		0　1
2	今日の日付は何年の何月何日, 何曜日ですか？（年, 月, 日, 曜日が各1点）	年 月 日 曜日	0　1 0　1 0　1 0　1
3	私たちが今いるところはどこですか？（自発的にできれば2点, 5秒おいて, 家？病院？施設？の中から正しく選べれば1点）		0　1　2
4	これから言う3つの言葉を言ってみてください. 後で聞くので覚えておいて下さい.（以下の1又は2の一方を採用） 1：a 桜　b 猫　c 電車　2：a 梅　b 犬　c 自動車		0　1　2　3
5	100から7を順番に引いてください.（100-7は？それから7を引くと？と順に質問する. 最初の答えが不正解になるなら打ち切る）	（93） （86）	0　1 0　1
6	私がこれから言う数字を逆から言ってください.（6-8-2, 3-5-2-9を逆に言ってもらう3桁の逆唱に失敗したら打ち切る）	2-8-6 9-2-5-3	0　1 0　1
7	先ほど覚えてもらった言葉をもう一度言ってください.（自発的に回答があれば2点, もしなければ以下のヒントを与え正解なら1点） a 植物　b 動物　c 乗り物		a:0　1 b:0　1 c:0　1
8	これから5つの品物を見せます. それを隠しますので, 何があったか言ってください.（時計, 鍵, タバコ, ペン, 硬貨など無関係なもの）		0　1　2 3　4　5
9	知っている野菜の名前をできるだけ多く言ってください.（答えた野菜の名前を右に記入, 途中で10秒待っても出ないときは打ち切る. 0〜5=0点 6=1点 7=2点 8=3点 9=4点 10=5点）		0　1　2 3　4　5
加藤伸司ほか：改訂長谷川式簡易知能評価スケール（HDS-R）の作成. 老年精神医学雑誌.2（11）.P1339-1347,1991.より引用			合　計　点

ここがポイント！

20点以下で認知症を疑います.

2 MMSE (Mini-Mental State Examination)

	質 問 内 容	回 答	得 点
1 (5点)	今年は何年ですか いまの季節はなんですか 今日は何曜日ですか 今日は何月何日ですか	年 曜日 月 日	
2 (5点)	ここは何県ですか ここは何市ですか ここは何病院ですか ここは何階ですか ここは何地方ですか（例：関東地方）	県 市 階	
3 (3点)	物品名 3 個（相互に無関係） 検者は物の名前を 1 秒間に 1 個ずつ言う．その後，被験者に繰り返させる 正答 1 個につき 1 点を与える．3 個すべて言うまで繰り返す（6 回まで） 何回繰り返したかを記せ ＿＿＿＿ 回		
4 (5点)	100 から順に 7 を引く（5 回まで）．あるいは「フジノヤマ」を逆唱させる		
5 (3点)	3 で呈示した物品名を再度復唱させる		
6 (2点)	（時計を見せながら）これは何ですか （鉛筆を見せながら）これは何ですか		
7 (1点)	次の文章を繰り返す 「みんなで，力を合わせて綱を引きます」		
8 (3点)	（3 段階の命令） 「右手にこの紙を持ってください」 「それを半分に折りたたんでください」 「机の上に置いてください」		
9 (1点)	（次の文章を読んで，その指示に従ってください） 「目を閉じなさい」		
10(1点)	（なにか文章を書いてください）		
11(1点)	（次の図形を書いてください）	得点合計	

Folstein MF et al. J Psychiat Res 12: 189, 1975. より引用

ここがポイント！

23 点以下で認知症が疑われます．

3　時計描写テスト

評価方法：3つのテストで評価します．

テスト1		18.2cm × 25.7cm (B5) の紙に時計の絵を描いてもらう（円と数字）	円	1点	-0.5点	1点満点．異常があれば0.5点減点
テスト2		円（8cm）は記入済み．数字だけ記入してもらう	数字	6点	-0.5点	6点満点．数字2個で1点．異常があれば0.5点減点
テスト3		完成済みの文字盤に10時10分を指す針を描いてもらう	針	2点	-0.5点	針を採点し2点満点．針1本で1点

評価の解釈：定量と定性で行います

定量

8.5～9点：認知症と断言できないのでHDS-Rを追加して行います．
8点以下：ほぼ認知症と言えます．

定性

異常が1種類以下でも異常な時計49パターンの内，重症のものに該当すれば認知症と判定します．
（異常パターンは成書を参考）

ここがポイント！

時計描写テストは，①経過観察に有効②低コスト③短時間でできる④教育年数に左右されない⑤地域調査にも活用できる，などの利点があります．

河野和彦：痴呆症臨床における時計描画検査(The Clock Drawing Test:CDT)の有用性 バイオメディカル・フィジィ・システム学会誌 6(1):69-79,2004. より引用

関連事項
ポケットマニュアルシリーズ
脳神経ケアと早期離床　▶　HDS-R ⇨ P051

知能検査

Ⅳ-1 データ・検査
血液検査データ

1 呼吸状態

検査項目	基準値（成人）
pH	7.35 ～ 7.45
PaO_2（動脈血酸素分圧）	70 ～ 100 Torr
$PaCO_2$（動脈血二酸化炭素分圧）	35 ～ 45 Torr
BE（過剰塩基）	-2.0 ～ 2.0 mEq/L
HCO_3^-（重炭酸イオン）	22 ～ 26 mEq/L
SaO_2（動脈血酸素飽和濃度）	94 ～ 99%

※脳は多量の酸素を必要とします．また頭蓋内圧亢進時には$PaCO_2$値に留意しましょう．

2 栄養状態

- 脳疾患による活動低下から低栄養を招く可能性があります．また，栄養状態が悪ければどんな治療法も効果を上げることができません．

検査項目	基準値（成人）
TP（血清総蛋白）	6.7 ～ 8.3g/dL
Alb（血清アルブミン）	3.8 ～ 5.3g/dL

3 感染徴候

- 髄膜炎などの中枢性の感染症のほか，脳神経障害による誤嚥や術後合併症による肺炎のリスクがあります．

検査項目	基準値	備考
WBC（白血球）	4000 ～ 9000/μL	
CRP（C反応性蛋白）	～ 0.3mg/dL	急性炎症時6～8時間で上昇し，48～72時間で最高値になる

4 電解質バランス

- 下垂体腫瘍による中枢性尿崩症や,頭蓋内の感染症・外傷・腫瘍などに合併した ADH 分泌不適接症候群(SIADH)による尿量異常を生じ,電解質バランスが崩れます.

検査項目	基準値(成人)	尿崩症	SIADH
Na(ナトリウム)	135〜146 mEq/L	上昇	低下

5 肝臓機能

- 抗てんかん薬や三叉神経痛改善薬は,ときに肝機能障害を起こすことがあります.

検査項目	基準値(成人)
T-Bil(総ビリルビン)	0.2〜1.0 mg/dL
D-Bil(直接ビリルビン)	〜0.3 mg/dL
AST(GOT,グルタミン酸オキサロ酢酸トランスアミナーゼ)	10〜30 IU/L
ALT(GPT,グルタミン酸ピルビン酸トランスアミナーゼ)	5〜42 IU/L
γ-グルタミルトランスペプチターゼ γ-GTP	男性 0〜70 IU/L 女性 0〜40 IU/L

6 退院指導に関連した項目

- 脳梗塞発症のリスクとして,メタボリックシンドローム,糖尿病があるため,血液データをもとに生活習慣の改善を指導しましょう.

検査項目	基準値(成人)
TG(中性脂肪)	150mg/dL 未満
HDL(HDLコレステロール)	男 38〜64mg/dL 女 46〜70mg/dL

検査項目	基準値	備考
血糖(GLU)	70〜110mg/dL	
ヘモグロビン A1C(HbA1c)	4.3〜5.8%	過去1〜2ヶ月間の平均血糖値を反映

IV-2 データ・検査
画像検査

1 頭部CT検査（Computed Tomography）

CT検査で分かること
・脳梗塞, 出血, など

CT読影の基本
①正中構造の確認
②脳実質のdensityの確認
③脳室, 脳槽, 脳溝, 脳回の確認
④脳以外の構造の異常の有無

High density（白く映し出される）	Low density（黒く映し出される）
急性期の出血, 石灰化, 異常骨化, 金属, 造影剤	脳浮腫, 脳梗塞, 脂肪組織, 髄液, 空気

脳梗塞時のearly CT sign

・以下の所見にて脳梗塞の急性期の診断が可能です.
①レンズ核・島皮質・皮髄境界の不鮮明化
　　レンズ核の不鮮明化は, 発症1時間後程度で見られる
　　島皮質・皮髄境界の不鮮明化は2～3時間で認められる
②淡い低吸収域（LDA）
③脳溝の消失
　　発症3時間後に認められる
④閉塞動脈の高吸収域化
　　中大脳動脈を塞栓が閉塞した時に見られることが多く, 上記
　　①～③より早期に見られる

ここがポイント！

> CT画像からどのくらいの血腫量なのかを推定することが可能です.
> 推定式は血腫の長径×短径×高さ（スライス数）×1/2として計算します.

■ 橋レベル

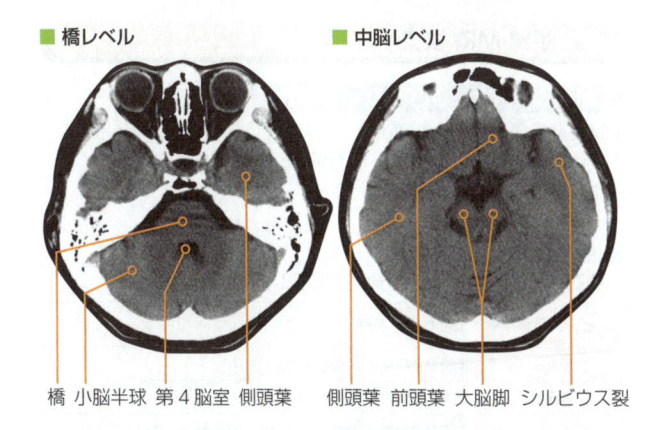

橋　小脳半球　第4脳室　側頭葉

■ 中脳レベル

側頭葉　前頭葉　大脳脚　シルビウス裂

■ 基底核レベル

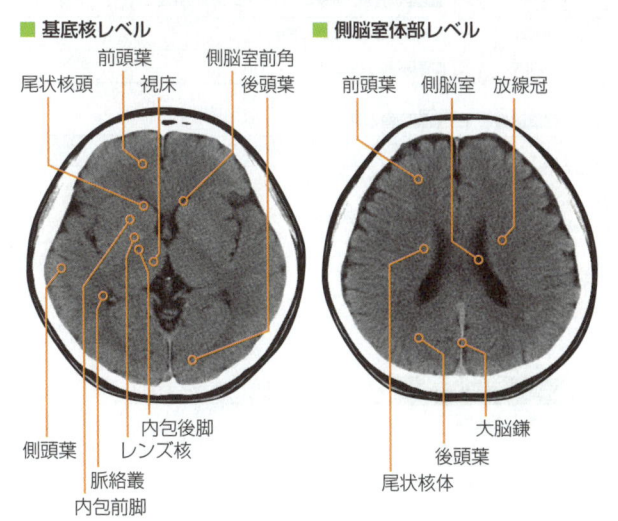

前頭葉
尾状核頭　視床　側脳室前角
　　　　　　　　後頭葉

側頭葉
　内包後脚
　レンズ核
脈絡叢
内包前脚

■ 側脳室体部レベル

前頭葉　側脳室　放線冠

大脳鎌
後頭葉
尾状核体

データ・検査

画像検査　057

2 頭部 MRI 検査

MRI 検査で分かること（CT との比較）

①脳梗塞の急性期診断に有用
②生体組織別のコントラストの分解能が優れている
③血液の流れも調べられる

画像方法の種類

・MRI は撮影方法によって見え方に違いがあります．

T1 と T2 強調画像	通常セットで撮影
FLAIR	脳脊髄液に接する病変が検出しやすい
STIR 法	眼窩内病変，脊髄病変，炎症部位が検出しやすい
PWI	血液量の指標．脳梗塞ではペナンブラの評価に用いることあり
DWI	脳梗塞の急性期診断に有用
MRA	血管構築の異常が検出しやすい

● T1 強調画像と T2 強調画像とは

	T1 強調画像	T2 強調画像
	解剖学的構造が捉えやすい	病変の検索に有効
高信号（白）	脳実質，脂肪，亜急性期の出血など	水，血液，脂肪，髄液
低信号（黒）	水，血液，髄液	脳実質，出血，石灰化

関連事項
ポケットマニュアルシリーズ
呼吸ケアと早期離床　▶　胸部レントゲンの見方 ⇨ P044

画像検査

撮影方法による画像の違い（同一部位）

■ T1 強調画像

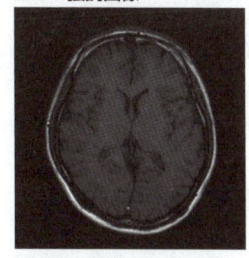

■ T2 強調画像

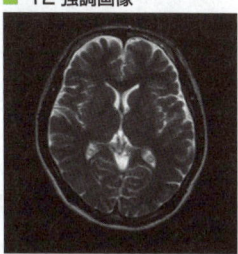

■ FLAIR 法

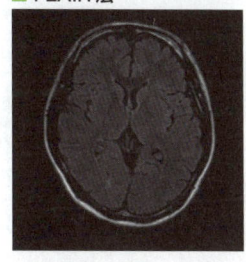

■ DWI

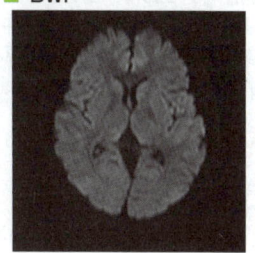

■ MRA

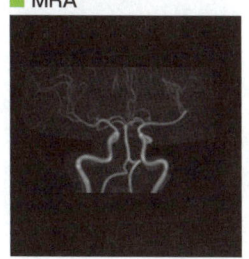

画像検査

3 脳血管撮影検査(アンギオグラフィー)

■ 血管造影で分かること
①血管内腔の形態(閉塞・狭窄や動脈瘤,血管奇形等)
②動脈の炎症(動脈炎)

■ 方法
①セルジンガー法:大腿動脈を穿刺し,カテーテルを挿入する方法
②経皮的直接穿刺法:頸動脈,上腕動脈を直接穿刺する方法

■ 検査前の注意事項
①腰痛症・アレルギー等の有無を確認
②足背動脈と後脛骨動脈のマーキング
③必ず両側を同時に触れ,皮膚温と拍動の左右差を確認する
④減弱がある場合は膝窩動脈,大腿動脈を観察する

ここがポイント!

> ASO(閉塞性動脈硬化症)が疑われる場合は足関節・上腕動脈血圧比(ABI)を測定します.足関節圧が上腕動脈圧の1.2倍と高いのが正常で,ABIがこれ以下の場合はエコー検査を行っておくことを勧めます.

関連事項 ポケットマニュアルシリーズ 循環器ケアと早期離床 ▶ ASO ⇒ P045

■ 検査の流れ（セルジンガー法）

検査の体位を整える
↓ 腰痛症がある場合は膝下に枕を入れる．

カテーテルシース・ガイドワイヤーの挿入
血管の蛇行・狭窄の程度をモニターでチェック．血管壁の損傷の可能性あり．
カテーテルの先端が血管壁に当たると血管攣縮をきたす．ガイドワイヤーを長時間留置すると，血栓形成のリスクが高くなる．

目的血管にカテーテルを進め造影
造影剤注入後のアレルギー症状に注意．
急な血管拡張による頭痛，再出血にも注意する．

終　了
用手圧迫止血を行う．
末梢動脈の拍動を確認．

■ 検査後の注意事項
- 深部静脈血栓症の予防
- 圧迫解除した時に血栓が移動するリスクが高いので要注意

ここがポイント！

クモ膜下出血発症後の脳血管造影は，検査中に再破裂が起こる危険性があるため，発症後6時間以内の脳血管造影を控える施設もあります．

関連事項　ポケットマニュアルシリーズ　呼吸ケアと早期離床 ▶ 深部静脈血栓症⇨ P132

関連事項　ポケットマニュアルシリーズ　整形外科と早期離床 ▶ DVTのリスクと予防法⇨ P006

画像検査

実際の画像をみてみましょう

内頸動脈系

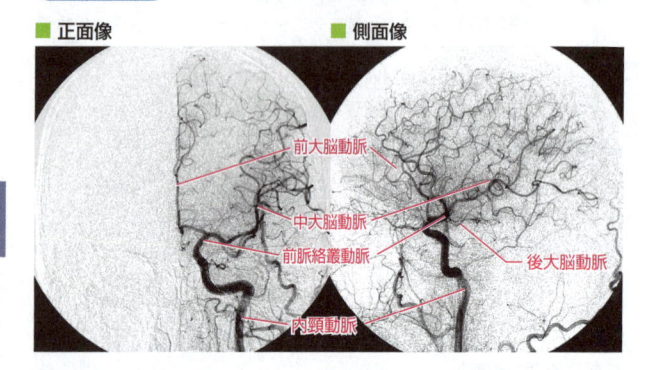

■ 正面像　　　　　■ 側面像

前大脳動脈
中大脳動脈
前脈絡叢動脈
後大脳動脈
内頸動脈

椎骨－脳底動脈系

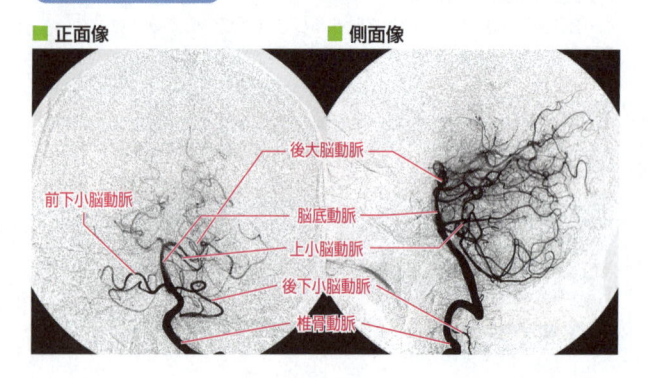

■ 正面像　　　　　■ 側面像

後大脳動脈
前下小脳動脈
脳底動脈
上小脳動脈
後下小脳動脈
椎骨動脈

4 髄液検査

目 的	脳脊髄液を取り出し性状や成分を調べることで頭蓋内の状態を知る
適 応	感染症（髄膜炎・脳炎），ギラン・バレー症候群，多発性硬化症など
禁 忌	頭蓋内圧亢進が著しい場合 出血傾向がある 穿刺部位に感染がある
方 法	腰椎の脊柱管に穿刺針を刺し，そこから脳脊髄液を取り出す 頭と膝を折り曲げて背中を丸める　ヤコビー線（両側の腸骨稜を結ぶ線）　L_{3-4}　L_{4-5} 施行後指示にて1〜2時間程度の臥床安静．時には，数日から数週間の頭痛が起こるため説明をする

● 髄液の正常値と異常値の意味

	正 常	異 常
外観	水様透明	血性：脳出血やクモ膜下出血などが疑われる 黄色（キサントクロミー）： 　　　血液が溶血したころに見られる 白濁：多数の白血球が混入している
圧	60〜150 mmH₂O 程度	200 mmH₂O以上のときは頭蓋内圧亢進，圧が低ければ脱水や髄液漏を疑う
細胞数	0〜5/mm³ 単核球	単核球増加：ウィルス性・結核性・真菌性髄膜炎 多核球増加：化膿性髄膜炎，脳腫瘍
蛋白質	15〜45 mg/dL	増加は，炎症，頭蓋内出血，腫瘍，多発性硬化症
グルコース	血糖値の60〜80%	減少は化膿性髄膜炎，結核性髄膜炎，真菌性髄膜炎
クロール	120〜130 mEq/L	タンパク質が増えるとクロールが減る

V-1 離床前後に気にすべき症候と病態
脳浮腫

1 原因

浮腫	本態	原因
血管原性浮腫 Vasogenic edema	血液脳関門（BBB）の破綻による毛細血管透過性の亢進	腫瘍，虚血（数日後）炎症，外傷（脳挫傷）
細胞毒性浮腫 Cytotoxic edema	代謝障害によるニューロンやグリア細胞の膨化	虚血，低酸素脳症，ケトアシドーシス
間質性浮腫 Interstitial edema	髄液の脳組織内への逆流，貯留	閉塞性水頭症

2 治療

■ **薬物療法**
- 高張液グリセオール
  * D-マンニトール，副腎皮質ホルモン投与の有効性に関する明確な科学的根拠はない
- 低分子デキストラン
- フリーラジカルスカベンジャー（エダラボン）

■ **外科的治療**
- 減圧開頭術

■ **その他**
- 血圧管理
  血圧の上昇は，血管原性浮腫を悪化させる
  血圧の低下は，脳血流量を低下させて虚血範囲が拡大する
- 呼吸管理
  低酸素血症は，脳浮腫および脳虚血を増悪させる
  高CO_2血症は，脳血管を拡張させて頭蓋内圧を亢進させる
  低CO_2血症は，脳血管収縮により脳虚血を増悪させる

V-2 臨床前後に気にすべき症候と病態
頭蓋内圧亢進・脳ヘルニア

1 原因

- 頭蓋内には脳神経組織，髄液，血管・血液などが存在しています．これらが占める容積が一定以上に増加したり，新たに容積をとるものが発生したりすると，頭蓋内圧が亢進します．

脳容積の増加	頭蓋内占拠病変（脳腫瘍，脳出血など） 脳実質の浮腫，腫脹
脳循環血液量の増加	静脈系の閉塞により，動脈からの血液がうっ滞する 頭低位，頸部の圧迫
脳脊髄液の量の増加	水頭症など

■ 頭蓋内圧亢進症状

頭痛，嘔吐，血圧上昇，徐脈，脈圧の増大

2 臨床徴候

●テント切痕ヘルニアの主な臨床経過

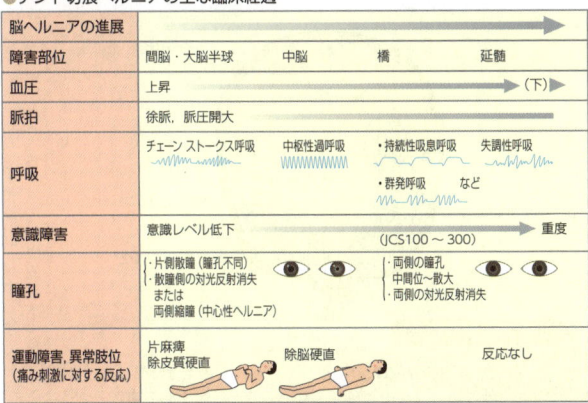

脳ヘルニアの進展	→
障害部位	間脳・大脳半球　　中脳　　　橋　　　延髄
血圧	上昇　　　　　　　　　　　　　　　　（下）▶
脈拍	徐脈，脈圧開大
呼吸	チェーンストークス呼吸　中枢性過呼吸　・持続性吸息呼吸　失調性呼吸 　　　　　　　　　　　　　　　　　　・群発呼吸　　など
意識障害	意識レベル低下　　　　　　　　　　　　　　　　　　　　重度 　　　　　　　　　　　　　（JCS100〜300）
瞳孔	・片側散瞳（瞳孔不同）　　　　　　　・両側の瞳孔 ・散瞳側の対光反射消失　　　　　　・中間位〜散大 　または　　　　　　　　　　　　　　・両側の対光反射消失 　両側縮瞳（中心性ヘルニア）
運動障害，異常肢位 （痛み刺激に対する反応）	片麻痺　　　　　除脳硬直　　　　　　　反応なし 除皮質硬直

保村恭子：観察とアセスメントのポイント．JJNスペシャル72 実践脳卒中ケア（高木誠編），医学書院，P145, 2002. より一部改変

3 脳ヘルニアの種類

タイプ	病態	症状
帯状回ヘルニア	帯状回や脳梁が大脳鎌下より対側に陥入する	前大脳動脈領域の梗塞症状が出ることがある. モンロー孔が圧迫され, 対側の脳室が拡大することがある
中心性ヘルニア	前頭葉または頭頂葉の浮腫や占拠性病変により, 大脳半球の組織がテント切痕に陥入して, 中脳を圧迫する	大脳半球, 大脳基底核, 間脳, 中脳が圧迫され, 瞳孔異常, 眼球運動障害, 呼吸異常, 体温異常, 麻痺, 除脳・除皮質硬直などが発現する
鉤ヘルニア	側頭葉の海馬傍回や間脳がテント切痕に陥入して, 中脳を圧迫する	間脳, 中脳を圧迫して瞳孔異常, 意識障害, 対側の運動障害, バビンスキー反射など病的反射が発現する. 後大脳動脈が圧迫され梗塞巣が出現することがある
小脳扁桃ヘルニア	小脳扁桃が大後頭孔に陥入し, 延髄, 後下小脳動脈を圧迫する	意識障害, 失調性呼吸, 呼吸停止

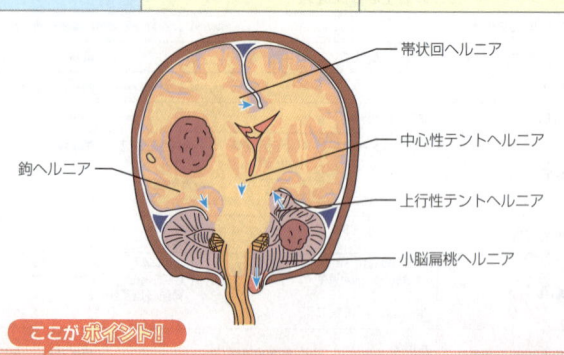

- 帯状回ヘルニア
- 中心性テントヘルニア
- 上行性テントヘルニア
- 小脳扁桃ヘルニア
- 鉤ヘルニア

ここが ポイント！

脳ヘルニアが進行すれば死に至り, たとえ救命できたとしても遷延性の意識障害となります. できるだけ早期に対応できるよう, 頭蓋内圧亢進や脳ヘルニアの兆候を見逃さないことが重要です.

頭蓋内圧亢進・脳ヘルニア

VI-1 主要疾患と離床時の留意点
脳梗塞

1 病態

- 脳血管の閉塞により脳血流が減少し, 脳機能障害が出現する病態です.

●発生機序

血栓性機序	プラークに形成された血栓が付着するなどして, 血管閉塞をきたすことで生じる
塞栓性機序	血栓やプラーク断片が塞栓子として流れ, 主幹部動脈を閉塞することで生じる
血行力学性機序	主幹脳動脈の高度狭窄または閉塞下で, 血圧低下, 心拍出量の低下, 脱水などにより脳灌流圧低下を招くことで生じる

●臨床病型による特性

	ラクナ梗塞	アテローム血栓性脳梗塞	心原生脳塞栓症
原因と病態	深部穿通動脈の血流障害による通常1.5mm未満の小梗塞. 穿通動脈の入口部のアテロームが原因となる場合がある	アテローム性病変を基盤に生じる. 血栓性・塞栓性・血行力学性機序がある	心臓内で形成された栓子, または心内を経由した栓子が脳血管を閉塞することで生じる
基礎疾患	高血圧, 糖尿病	アテローム硬化を伴う基礎疾患	弁膜症, 不整脈（心房細動など）心筋梗塞
発症形態	安静時	安静時	突然発症
意識障害	ほとんどない	軽度, 高次脳機能障害を伴うことがある	重度, 高次脳機能障害を伴うことが多い
神経症状の出現	緩徐, 段階的増悪	緩徐, 段階的増悪	突然完成
脳浮腫	ない	比較的少ない	重度なものが多い
出血性梗塞	ない	少ない	多い

2 症状

- 脳血管の閉塞部位及び範囲により，症状の表れ方は多彩です．

動脈名	支配領域	両側性または病巣と同側に見られる症候	病巣と反対側に見られる症候
前大脳動脈	前頭葉内側面	自発性の低下，失禁	下肢に強い片麻痺
中大脳動脈穿通枝	基底核，内包，放線冠		片麻痺
中大脳動脈皮質枝	前頭葉・側頭葉の大部分 頭頂葉	左半球：失語症 右半球：病態失認	右半球：左半側空間無視 上肢に強い片麻痺または単麻痺，体性感覚障害．同名半盲
後大脳動脈穿通枝	視床，中脳の一部	眼球運動障害 動眼神経麻痺	半身の体性感覚障害 運動失調
後大脳動脈皮質枝	後頭葉・側頭葉内側面	左半球：ときに純粋失読・視覚失認，記憶障害	同名半盲
椎骨脳底動脈	脳幹（延髄・橋・中脳）小脳	構音障害，眼球運動障害，眼振，種々の脳神経麻痺，小脳失調	片麻痺 半身の体性感覚障害

● 血管支配領域

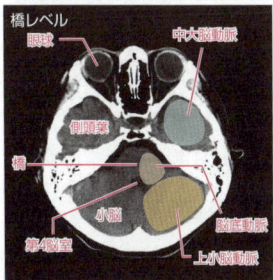

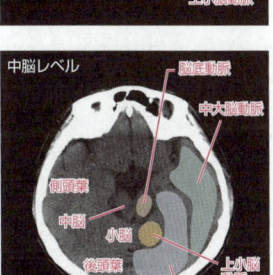

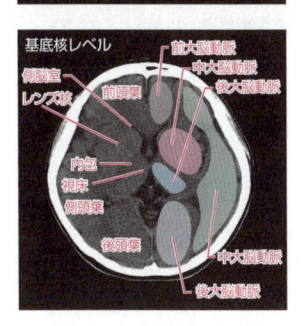

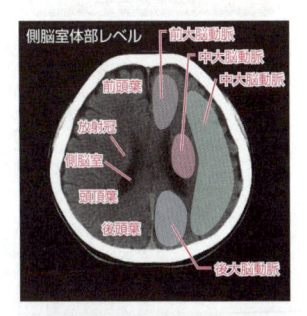

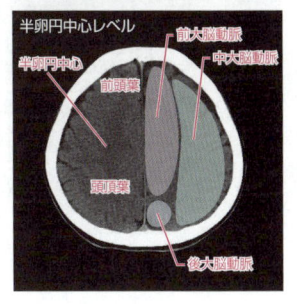

橋レベル
- 眼球
- 中大脳動脈
- 側頭葉
- 橋
- 小脳
- 第4脳室
- 脳底動脈
- 上小脳動脈

側脳室体部レベル
- 前大脳動脈
- 中大脳動脈
- 前頭葉
- 放線冠
- 側脳室
- 頭頂葉
- 後頭葉
- 後大脳動脈

中脳レベル
- 脳底動脈
- 中大脳動脈
- 側頭葉
- 中脳
- 小脳
- 後頭葉
- 上小脳動脈
- 後大脳動脈

半卵円中心レベル
- 前大脳動脈
- 中大脳動脈
- 半卵円中心
- 前頭葉
- 頭頂葉
- 後大脳動脈

基底核レベル
- 前大脳動脈
- 中大脳動脈
- 後大脳動脈
- 側脳室
- レンズ核
- 前頭葉
- 内包
- 視床
- 側頭葉
- 後頭葉
- 中大脳動脈
- 後大脳動脈

脳梗塞　069

3 一般的経過

		脳循環代謝	画像	
			CT	MRI
超急性期	6時間以内	血流低下を代償で代償しようとする→通常の代謝率40～90%以上まで亢進（misery perfusion）	塞栓性梗塞でearly CT signを認める	3時間以内でもDWI*で高信号
	6～24時間		明らかな低吸収域、脳浮腫進行	T2強調、FLAIR**で高信号
急性期	3日前後	血管の再開通に伴い多くの場合は、脳血流は回復に向かうが、すでに不可逆的な障害が生じて代謝が行えなくなった組織には、過剰な血流量が供給される（luxury purfusion）、出血性梗塞を起こしやすい	最もよく梗塞巣が描出、脳浮腫のピーク	T1強調で低信号
亜急性期	1～4週		白質を中心に梗塞巣がぼける（fogging effect）	DWIは2週間で正常組織と同程度になる
慢性期	1～2カ月以上	梗塞は完成し、残存組織に見合う血流が供給されるようになる（matched low perfusion）	梗塞巣は境界鮮明な低吸収域として描写 梗塞周囲の脳溝開大と脳室拡大（脳萎縮）	

*DWI：diffusion-weighted image（拡散強調画像）
**FLAIR：fluid-attenuated inversion recovery（FLAIR画像）

聖マリアンナ医科大学病院リハビリテーション部理学療法科著：理学療法リスク管理マニュアル．三輪書店，P10，2008．より引用

4 治療

- **目的**：障害された脳血流を改善する．
  ペナンブラへの脳血流を維持する．
  脳虚血に陥った脳組織の神経細胞を虚血性障害から保護する．

■ 内科的治療
- 血圧管理：基本的に降圧は行わない
- 血栓溶解療法
- 脳保護法：フリーラジカルスカベンジャー（エダラボン）の投与
- 抗血小板療法：オザグレル（急性期）
  アスピリン，チクロピシン塩酸塩等（再発予防）
- 抗凝固療法：アルガトロバン，ヘパリン，ワルファリン（再発予防）
- 抗脳浮腫療法：高浸透圧剤の投与

■ 外科的治療
- 頸動脈内膜剝離術（CEA）
- 頸動脈ステント形成術（CAS） → P088 参照
- 頭蓋外・頭蓋内バイパス術（EC-IC）

5 離床時の留意点

チェックポイント

- [ ] 病巣と病型の診断が行われているか
- [ ] 収縮期血圧 220mmHg 以下か
- [ ] 急性期の著しい血圧低下はないか
- [ ] 意識障害，麻痺の進行はないか
- [ ] 心原性脳塞栓症の場合，心エコーにて左房内血栓の有無を確認しているか
- [ ] 不整脈は出現していないか

脳梗塞

6 血栓溶解療法 (t-PA 療法)

適応
- 発症 3 時間以内の脳梗塞.
- NIHSS で測定できる神経脱落症候(4 点〜 22 点).
- 投与前の脳 CT で出血が見られない.
- CT で早期虚血性変化が中大脳動脈領域の 1/3 未満.
- 症状の急激な改善がない.

> 関連事項
> ポケットマニュアルシリーズ
> 脳神経ケアと早期離床 ▶ early CT sigh ⇒ P056

投与方法
- 0.6mg/Kg の 10%を 1 〜 2 分かけてボーラス投与.
- 残りを 1 時間で静注する.

作用機序
- プラスミノーゲンアクチベーター (t-PA) はプラスミンの前駆物質であるプラスミノゲンを活性化して血栓を溶解・除去する.

投与後の管理

神経学的評価	
投与中	15 分毎
投与後 6 時間まで	30 分毎
6 〜 24 時間まで	1 時間毎

血圧のモニタリング	
治療開始後 2 時間まで	15 分毎
6 時間まで	30 分毎
24 時間まで	1 時間毎
収縮期血圧が 180mmHg または拡張期血圧が 105mmHg を超えた場合は測定回数を増やしこれ以下の血圧値を維持するため降圧剤を開始する	

合併症
- 出血性合併症(特に投与開始 24 時間以内)
- 頭蓋内出血,消化管出血,歯肉出血,血尿など

Ⅵ-2 主要疾患と離床時の留意点
一過性脳虚血発作（TIA）

1 病態

- 主幹動脈のアテローム硬化巣に付着した血栓が遊離することによる微小塞栓，心原生塞栓，血行不良（脱水）等によって起きる局所脳虚血による短時間（典型的には1時間以内．定義では24時間以内）の局所脳機能障害です．

2 症状

- 責任血管に依存します．

責任血管	主要症候
内頸動脈系	運動障害，感覚障害（対側），視覚障害，構音障害，失語
椎骨脳底動脈系	運動障害，感覚障害（対側），視覚障害，平衡障害，めまい 復視，構音障害，嚥下障害

3 経過

- 多くは1時間以内に症状は消失します．

4 治療

- **目的**：原因を検索し，脳梗塞を予防します．

■ **危険因子の精査と治療**
- 高血圧・心筋梗塞・心房細動・糖尿病・高脂血症・無症候性頸動脈病変

■ **生活習慣因子の改善**
- 喫煙・飲酒・身体活動性・食事

■ **外科的治療**
- 頸動脈内膜剥離術・ステント留置術（CAS）

Ⅵ-3 主要疾患と離床時の留意点
脳出血（高血圧性）

1 病態

- 出血による脳組織の破壊
- 血腫による脳組織のへの圧迫
- 血腫周囲の浮腫および循環障害（虚血）

2 症状

- 多くの場合，突然に出現した頭痛・嘔吐・片麻痺・言語障害あるいは意識障害が徐々に進行し，発症6時間たって完成されます．出血部位と出血量により症状は異なります．

●障害部位と臨床症状

	CT	責任血管	臨床症状
被殻		レンズ核線条体動脈外側枝	病巣と反対側の片麻痺 優位側：失語 非優位側：失行・失認 病巣が大きいと意識障害，病側への共同偏視
視床		後視床穿通動脈および視床膝状体動脈	病巣と反対側の片麻痺 麻痺よりも感覚障害が強い
橋		脳底動脈の正中・傍正中穿通動脈	急激な意識障害 四肢麻痺 対光反射が保たれた両側の縮瞳
小脳		上小脳動脈	頭痛 眩暈 嘔吐 同側の運動失調 脳幹圧迫症状

3 高血圧性脳出血の一般的経過

		脳循環代謝	画像		
			CT	MRI	
				T1強調	T2強調
超急性期	6時間以内	血腫の完成	直後より血腫が高吸収域として出現	血腫は等信号（〜軽度の低信号）	血腫は等信号（〜軽度の高信号）
	6〜24時間	血腫の周囲に脳浮腫の出現			
急性期	1〜2日	脳浮腫の出現	血腫を取り囲むように低吸収域出現	血腫と周囲の浮腫が軽度の低信号	血腫が低信号周囲の浮腫が高信号
	1〜2週	脳浮腫の極期 血腫の吸収	高吸収域の縮小 境界域不鮮明	血腫が高信号	血腫が高信号
亜急性期	2〜4週	脳浮腫が縮小し、消失していく	血腫を示す高吸収域が縮小・減退 mass effect(圧排所見)、midline shift(正中偏位)は軽減	mass effect(圧排所見),midline shift(正中偏位)は軽減	
慢性期	1〜2カ月以上	完全に血腫が吸収され、髄液が貯留する	高吸収域が消失し低吸収域となる	高信号域が血腫外縁部より縮小し、低信号域となる	高信号域が縮小 血腫を縁取るように低信号域がリング状に出現 完全に吸収されると高信号域となる

聖マリアンナ医科大学病院リハビリテーション部理学療法科著：理学療法リスク管理マニュアル．三輪書店．P28，2008．より引用

脳出血（高血圧性）

4 治療

■ **内科的治療**
- 抗脳浮腫療法：高浸透剤（グリセオール，D-マンニトール）の投与
- 血圧管理：収縮期血圧 180mmHg 以上，拡張期血圧 105mmHg 以上，平均血圧 130mmHg 以上が 20 分以上持続する場合は降圧を開始する（AHA ガイドライン）

■ **外科的治療**
- 目的：血腫除去にて頭蓋内圧亢進を解除することで二次的脳損傷を減少させる
- 適応：小脳出血：径 3cm 以上の血腫
  　　　被殻出血：血腫 30mL 以上で，軽度の意識障害がある場合
  　　　皮質下出血：血腫量 30mL 以上
- 方法：血腫除去術：開頭血腫除去術，定位的血腫吸引術，内視鏡的血腫除去術

関連事項 ポケットマニュアルシリーズ 脳神経ケアと早期離床 ▶ 主な手術様式⇒ P085 ～

ここがポイント！

元々の血圧より 20% 以上さげると全脳血流量が低下しはじめます．脳血管を拡張する可能性がある薬剤は頭蓋内圧亢進を引き起こすため，慎重投与となります．

5 離床時の留意点

チェックポイント
□ 24 時間以内に血腫の増大がないか
□ 急激な血圧上昇はないか（160mmHg 以上）
□ 危険な不整脈はないか
□ 頻脈になっていないか（140 回 / 分以上）
□ 徐脈になっていないか（50 回 / 分以下）
□ 意識障害，麻痺の進行はないか

VI-4 主要疾患と離床時の留意点
くも膜下出血（SAH）

1 病態

- 外力や脳動脈瘤の破裂などにより，クモ膜下腔に出血をきたした状態です．

重症度の判定

● Hunt & Haess の分類

カテゴリー	クライテリア
Grade Ⅰ	無症状，またはごくわずかな頭痛もしくは髄膜刺激症状
Grade Ⅱ	中等度から強度の頭痛，髄膜刺激症状 脳神経麻痺以外の神経脱落症状が認められない
Grade Ⅲ	意識レベルの低下または軽度の神経脱落症状
Grade Ⅳ	昏迷，中等度から重度の半身麻痺
Grade Ⅴ	深昏睡，除脳硬直

Hunt WE, Hess RM: Surgical risk as related to time of intervention in the repair of intracranial aneurysms. Journal of Neurosurgery 28(1):14-20, 1968 より引用

● WFNS 分類

重症度	GCS スコア	主要な局所神経症状
Grade Ⅰ	15	なし
Grade Ⅱ	14-13	なし
Grade Ⅲ	14-13	あり
Grade Ⅳ	12-7	不問
Grade Ⅴ	6-3	不問

Drake CG: Report of World Federation of Neurological Surgeons Committee on a Universal Subarachnoid Hemorrhage Grading Scale. J Neurosurg 68:985-986, 1988 より引用

2 症状

- 突然の激烈な頭痛　意識障害　嘔吐
  髄膜刺激症状（項部硬直, ブルジンスキー徴候, ケルニッヒ徴候）

破裂部位	神経症状
内頸動脈-後交通動脈分枝部	一側の動眼神経麻痺
前交通動脈	一側または両側下肢の一過性麻痺, 精神症状, 無動性無言, 無為
中大脳動脈	片麻痺, 失語
眼動脈起始部の内頸動脈瘤	一側の失明や視力障害
海綿静脈洞部の内頸動脈瘤	目の奥の痛み
脳底および椎骨動脈瘤	動眼, 外転, 滑車, 三叉神経障害, 下部脳幹神経障害

破裂部位	前交通動脈	中大脳動脈	頭蓋内内頸動脈領域	椎骨脳底動脈領域
出血の広がり	大脳縦裂前部, 交叉槽, 脚間槽などからシルビウス裂まで左右対称的に存在し, 透明中隔腔内の血腫が特徴的である	同側のシルビウス裂を中心に存在する	鞍上部脳槽を中心に非対称的に両側性に存在する. いわゆる, ペンタゴンである	迂回槽, 脚間槽, 橋槽を中心に左右対称性に存在する

3 合併症

再出血	初回出血から24時間以内 特に6時間以内が多い
血管攣縮	発症後3～14日間以内に発生 脳の広範囲に二次的脳組織損傷
正常圧水頭症	1～2ヶ月後に発生 髄液の吸収障害により生じる. 3大徴候：認知障害, 歩行障害, 尿失禁

くも膜下出血（SAH）

4 治療

■ 急性期の管理
- 再出血の予防
- 血圧コントロール
- 鎮痛・鎮静
- 呼吸・循環管理

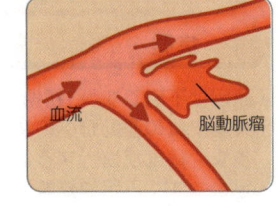

■ 外科的治療
- 目的：再破裂および血管攣縮の予防
- 適応：早期手術：Grade Ⅰ〜Ⅲ
  待機手術：Grade Ⅳ
- 方法：開頭によるクリッピング術→ P86
  血管内治療によるコイル塞栓術→ P88

■ 血管攣縮期治療
- 3H療法　　Hypertension　　人為的昇圧療法
  　　　　　Hypervolemia　　循環血液量増量
  　　　　　Hemodilution　　血液希釈療法

5 離床時の留意点

チェックポイント

- [ ] 出血源の処置がされているか
- [ ] 急激な血圧変動はないか（収縮期血圧±30mmHg）
- [ ] 危険な不整脈はないか（特に重症SAH）
- [ ] 頻脈になっていないか（140回/分以上）
- [ ] 徐脈になっていないか（50回/分以下）
- [ ] 意識障害、麻痺の進行はないか
- [ ] 血管攣縮の時期を把握しているか
- [ ] ドレーン挿入中は管理ができているか

くも膜下出血（SAH）

VI-5 主要疾患と離床時の留意点
パーキンソン病

1 病態

- 原因は不明ですが,初期には中脳黒質のドパミンが不足し,大脳皮質の運動野への情報伝達が滞り,運動障害をきたします.病気が進行すると,青斑核のノルアドレナリンが不足し,すくみ足や姿勢反射障害が出現すると考えられています.

2 症状

● 4大症状

振戦	安静時振戦,動作時に消失したり軽くなる 一側上肢から始まり,下肢・反対側の上下肢へと進行
固縮	四肢を屈伸させると,ガクガクと断続的な歯車様の抵抗を生じる
寡動	仮面様顔貌 動作開始困難,動作自体も緩徐
姿勢保持障害	上半身が前傾・前屈し,肘は屈曲,前腕は内転,股関節と膝関節は屈曲する 前方から身体を押すと柱のように倒れる

■ その他
- 精神症状:抑うつと認知症
- 歩行障害:歩行が遅く,足をひきずり,歩幅がせまく(小刻み歩行),自然な上肢の振りがみられない.また,最初の一歩がなかなか踏み出せない(すくみ足),歩きだすと早足となってしまい,止まることができない(加速歩行)
- 自律神経症状:発汗過多,流涎,あぶら顔,起立性低血圧,便秘

3 経過

	Hoehn & Yahr の重症度分類	生活機能障害度 (異常運動疾患調査研究班)
Stage Ⅰ	症状は一側性，機能障害はないかあっても軽微	Ⅰ度 日常生活・通院にほとんど介助を要さない
Stage Ⅱ	両側性の障害があるが，姿勢保持の障害はない 日常生活，職業は多少の障害があるが行いうる	
Stage Ⅲ	立ち直り反射に障害がみられる．機能障害は，軽ないし中程度で職種によっては仕事は可能である 日常生活はある程度制限されるが一人での生活が可能である	Ⅱ度 日常生活・通院に介助を要する
Stage Ⅳ	重篤な機能障害を呈し，自力のみによる生活は困難となるが，まだ支えられずに立つこと，歩くことがどうにか出来る	
Stage Ⅴ	立つことが不可能となり，介助による車椅子移動または寝たきりとなる	Ⅲ度 日常生活に全面的な介助を要し，歩行・起立不能

林良一, 柳澤信夫：パーキンソン病の症状と経過.BRAIN NURSING 春季増刊 9:P67,1993. より引用

4 治療

■ 内科的治療

関連事項 ポケットマニュアルシリーズ 脳神経ケアと早期離床 ▶ パーキンソン治療薬 ⇒ P126・127

- 長期服薬時の副作用
  レボドパ製剤を長期服用している患者さんには，以下の現象が起きた場合は薬の調整が必要になります．患者さん自身に症状を理解していただき，日誌などに記録してもらうのもいいでしょう．

Wearing 現象	レボドパ製剤を長期服用している場合に薬効時間が短縮したり，服用後数時間すると効果が消退する現象．患者さんは薬が切れるのを自覚します
no-on/delayed-on 現象	レボドパ製剤を服用しても症状が改善しない現象（no-on），効果が発現までに時間がかかる現象（delayed-on）
on and off 現象	レボドパ製剤の服用時間に関係なく症状が良くなったり（on）悪くなったり（off）する現象

■ 運動療法

関連事項 ポケットマニュアルシリーズ 脳神経ケアと早期離床 ▶ 運動療法 ⇒ P116

■ 外科的治療

- 凝固破壊術・脳深部電気刺激治療（DBS）

VI-6 主要疾患と離床時の留意点
髄膜炎

1 病態

- 髄膜(軟膜)に炎症が起きたものを指し,原因によって細菌性,ウイルス性に大別されます.細菌性髄膜炎の場合,化膿性滲出物が,クモ膜下腔や脳脊髄神経周囲,クモ膜絨毛などに付着して頭蓋内圧亢進,痙攣,脳神経麻痺などを起こします.また,活性化した好中球が髄膜や脳皮質の小血管に浸潤して血栓を形成し,梗塞巣を作ることもあります.

2 症状

- 発熱,頭痛,項部硬直,意識障害,けいれん,嘔吐,羞明

3 治療・経過

- 診断は髄液検査です.

	外観	初圧 (mmH$_2$O)	細胞数 (/mm^3)	タンパク (mg/dL)	糖 (mg/dL)
正常	水様透明	70〜170	<5	10〜45	血糖×2/3
ウイルス性髄膜炎	水様〜日光微塵	↑	↑単核球	↑	→
細菌性髄膜炎	混濁〜膿性	↑↑	↑↑多核球	↑↑	↓
結核性髄膜炎	水様〜混濁	↑↑	↑単核球	↑↑	↓
真菌性髄膜炎	水様〜混濁	↑	↑単核球	↑↑	↓

神戸市立医療センター中央市民病院看護部編:Neuro Nursing Note 脳神経看護手帳.メディカ出版,P62,2007.より引用改変

細菌性髄膜炎の場合
- 抗菌薬・副腎ステロイド薬の併用
- 脳圧管理・各症状に応じた対症療法

ウイルス性髄膜炎の場合
- 抗ウイルス薬・対症療法

ここがポイント!

一般にウイルス性髄膜炎は細菌性髄膜炎に比べて症状が軽く,後遺症も残さない傾向にあります.

Ⅵ-7 主要疾患と離床時の留意点
けいれん

1 病態

- 大脳皮質の神経細胞の異常興奮によっておこる全身的, 局所的で発作的, 不随意的な筋肉の収縮をいいます.

●原因

器質的脳障害	機能的脳障害
脳腫瘍, 髄膜炎, 脳炎, 頭部外傷（脳挫傷, 頭蓋内出血）脳血管障害, 先天性異常	水電解質異常（低 Na 血症, 低 Ca 血症, 低 Mg 血症） 循環不全 代謝・内分泌性（低血糖, 肝不全, 腎不全） 薬物・毒物 心因性

2 発作時の対応

①人を集める（心肺蘇生の準備と医師への報告を依頼する）
- 発見者は患者さんの側を離れない

②意識障害の有無, 自発呼吸の有無, 脈拍は触知可能かを確認する

③気道を確保する
- 頭部を横に向ける
- 口腔内の嘔吐物, 唾液の吸引を行う
- 酸素投与を開始する

④けいれんに関する観察を行う
- どこから始まり, どのように広がったか
- 全身か, 局所性か
- 強直性か, 間代性か
- 頭と眼球の位置
- 持続時間
- 失禁の有無

⑤患者さんの安全を確保する（転倒転落予防, 衣服をゆるめ, 打撲予防）

あわてないこと！
けいれん発作に対する処置＋発作の観察を同時に行う

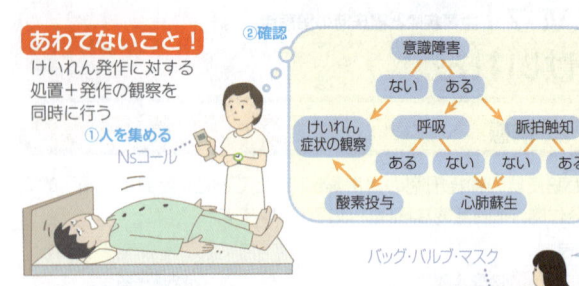

①人を集める
Nsコール

②確認

意識障害
├─ ない → けいれん症状の観察
│   ├─ ある → 酸素投与
│   └─ ない
└─ ある → 呼吸
          ├─ ある → 酸素投与
          └─ ない → 心肺蘇生
         脈拍触知
          ├─ ない → 心肺蘇生
          └─ ある

バッグ・バルブ・マスク

③気道確保
④けいれんに関する観察
⑤安全確保

■ けいれん発作後の観察

Check Point
①バイタルサインの測定・各モニター装着
②意識障害の有無と程度
③神経症状の有無と程度
④瞳孔異常
⑤失禁の有無
⑥けいれんによる外傷はないか

3 けいれん発作時の治療

●抗けいれん薬の投与
①ジアゼパムの反復投与（呼吸状態の悪化，血圧低下に注意）
②無効時はフェニトインを投与（呼吸状態の悪化，血圧低下に注意）
③さらに無効時はフェノバルビタール，チオペンタール，ペントバルビタールを投与（集中治療管理が必要）

4 離床時の留意点

・けいれんの既往がある場合は前駆症状を確認しておきましょう．また，抗けいれん薬を服薬中の場合，薬剤の減量や変更を行っているとき，薬剤の血中濃度が下がっているときなどは注意が必要です．

Ⅶ-1 主な手術様式
開頭術

手術内容
- 大きく頭蓋骨を開けて，直視下で病変を処置する手術

適応疾患
- 脳出血，くも膜下出血，脳動脈瘤など

手術の流れ
- 血腫除去術：前頭側頭開頭術の場合（シルビウス裂を中心に前頭葉と側頭葉が露出される）

① 体位・頭位固定
- 術野が一番高い位置になるよう固定
- 仰臥位では頭部20度挙上，頭位回旋
- 体位による神経損傷の可能性
  上腕神経叢麻痺・尺骨神経麻痺・橈骨神経麻痺・腓骨神経麻痺に注意！

② 皮膚・筋肉切開
- 意外と多く出血する
- 顔面神経の損傷の可能性

開頭部　皮膚切開

③ 骨弁除去

④ 硬膜切開
- 切開による圧解除，出血が流れ出ることなどから脳が一気に盛り上がる．バイタルサインの急激な変動がみられる

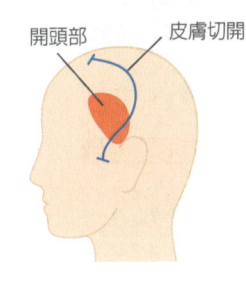

⑤ 顕微鏡導入・血腫除去
- 脳ベラによる圧排や術操作による脳損傷

⑥ 硬膜縫合
- ここで縫合が甘いと術後に髄液漏れが起きる（髄液漏）

⑦ 骨弁固定

⑧ 皮膚・筋肉縫合

クリッピング術の場合

①〜④までは開頭血腫除去術と同様

⑤顕微鏡導入・動脈瘤へのアプローチ・瘤のクリッピング
- 静脈・動脈・脳・神経を傷つけないよう病変ヘアプローチ
- 動脈瘤の破裂の可能性
- 手技による神経障害
- 虚血（親血管の遮断時間）

⑥〜⑧開頭血腫除去術と同様

予測される合併症

- 術後出血，脳浮腫
- 手術側の眼瞼腫脹
- 咀嚼障害（側頭筋を切開するため）
- 脳神経障害（嗅覚障害，視力・視野障害，動眼神経麻痺，顔面神経麻痺）
- 前頭葉障害（不穏・人格障害・記憶障害など）
- 失語
- 髄液漏など

ここがポイント！

> 病変の部位（深度）や開頭位置で合併症は異なります．これらを把握して手術記録を読み，合併症の早期発見に努めましょう．

> 術式を理解することでリスクや合併症を予測することができるのね！！

VII-2 主な手術様式
定位脳手術

手術内容
- 定位脳手術フレームと頭部CTを用いて標的部位を決定し，穿頭を行って血腫を吸引除去する手術
- 局所麻酔下での実施が可能（安静が保てない場合は全身麻酔）

適応疾患
- 脳内出血，脳病変組織生検など

手術の流れ
①頭部へのフレーム装着
- 抗不安薬等の鎮静薬の投与
- 局所麻酔薬（リドカイン）を頭皮下に注射後固定
- 不安・疼痛によるバイタルサインの変動に注意（再出血）

②CT撮影・手術標的部位のプランニング
- モニター装着
- 鎮静に伴う呼吸状態の変化の他，バイタルサインの変動に注意
- 標的部位の決定：脳内出血の場合は血腫の中心領域

③手術室入室

④手術用アームの取り付け

⑤皮膚切開
- 標的部位の真上を3〜4cm切開する

⑥穿頭・血腫吸引除去
- 吸引後ドレーンを留置する場合もある

⑦皮膚縫合

⑧画像検査　フレームの除去

皮膚切開（病変によって部位は異なる）

フレーム固定のピン刺入創

予測される合併症
- 刺入経路に沿った血管損傷と頭蓋内出血
- 特に血圧変動が著明だった場合は頭蓋内出血に要注意
- 創部感染，髄液漏，咀嚼困難

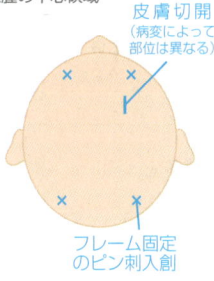

定位脳手術

VII-3 主な手術様式
血管内治療

● 血管内手術の種類

	血管拡張術	局所血栓溶解術	塞栓術手術
適応疾患	頸部内頸動脈狭窄,椎骨動脈起始部狭窄症	中大脳動脈主幹部脳底動脈の血栓症	破裂および未破裂の動脈瘤
内容	バルーンカテーテルを用いた経皮経管血管形成術(PTA)ステント留置(CAS)	マイクロカテーテルを血栓の中まで誘導し線溶剤を高濃度で局所に注入し血栓を溶解する.治療までの時間に制約がある	動脈瘤内をプラチナコイルで充填することで正常血管との交通を遮断し動脈瘤の破裂を防ぐ

● 予想される合併症

合併症	原因
破裂	手技
脳梗塞	治療中の血圧低下 カテーテル・コイル・ステント部に形成された血栓の遊離
頭蓋内出血	抗血小板薬や抗凝固薬の影響 治療中の血管損傷 血流量増加による末梢血管の破綻
再灌流症候群	狭窄していた血管内の血流改善による過灌流のため,脳浮腫が増強
頸動脈洞反射(徐脈・血圧低下)	バルーンやステントによる頸動脈洞の刺激
コイルの脱落による血管の遮断	手技

Ⅶ-4 主な手術様式
ドレーン管理

1 頭蓋の解剖とドレーンの位置

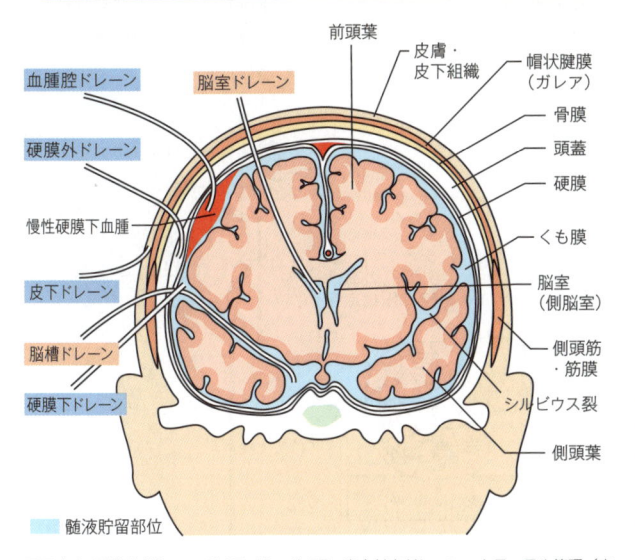

図中ラベル：
- 血腫腔ドレーン
- 脳室ドレーン
- 硬膜外ドレーン
- 慢性硬膜下血腫
- 皮下ドレーン
- 脳槽ドレーン
- 硬膜下ドレーン
- 前頭葉
- 皮膚・皮下組織
- 帽状腱膜（ガレア）
- 骨膜
- 頭蓋
- 硬膜
- くも膜
- 脳室（側脳室）
- 側頭筋・筋膜
- シルビウス裂
- 側頭葉

■ 髄液貯留部位

戸田康夫：頭蓋内ドレーン．JJN スペシャル 77　完全対応ドレーン・カテーテル管理（吉野肇一編）．医学書院，P40, 2005. より一部改変

髄液をドレナージするもの	貯留液をドレナージするもの
・脳室ドレーン，脳槽ドレーン	・皮下ドレーン，硬膜下・外ドレーン ・血腫腔ドレーン

2 脳室・脳槽ドレーン

脳室ドレーンの目的
- 髄液・血腫排出による頭蓋内圧のコントロール
- 頭蓋内圧モニター
- 薬剤投与

脳槽ドレーンの目的
- くも膜下出血による血性髄液の排出
- 脳槽灌流時の排液用ドレーンとして使用

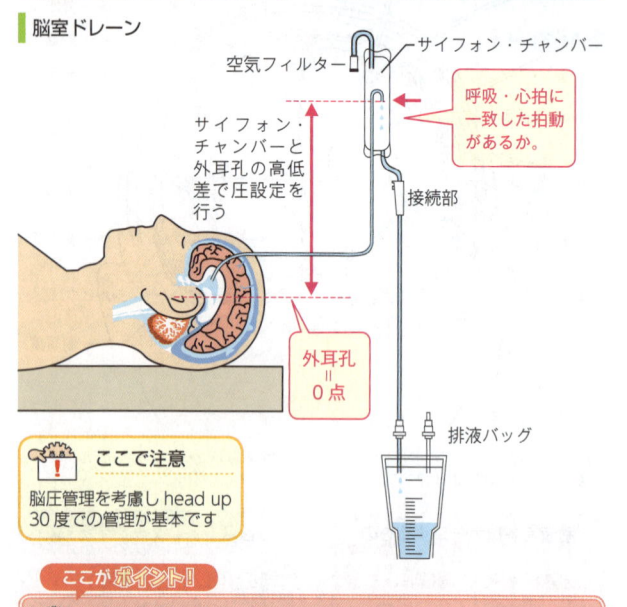

■脳室ドレーン

- サイフォン・チャンバー
- 空気フィルター
- サイフォン・チャンバーと外耳孔の高低差で圧設定を行う
- 接続部
- 呼吸・心拍に一致した拍動があるか。
- 外耳孔=0点
- 排液バッグ

ここで注意
脳圧管理を考慮し head up 30度での管理が基本です

ここがポイント！
頭部の位置が変わると設定圧が変化します．
体位変換や移送時は一時ドレーンをクランプし，終了後再設定しクランプを解除しましょう．

ドレーン管理

3 硬膜外・皮下ドレーン，硬膜下ドレーン

●血腫ドレーン

硬膜外・皮下ドレーン，硬膜下ドレーンの目的	血腫腔ドレーンの目的
・硬膜外・皮下ドレーンは開頭術後，血液や浸出液が貯まるのを防ぐ ・硬膜下ドレーンは慢性硬膜下血腫の術後	・慢性硬膜下血腫や脳内出血術後に血腫腔内に残存した血液の排泄

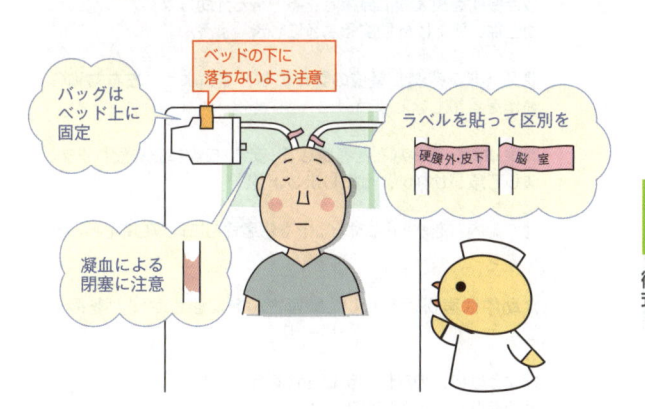

- バッグはベッド上に固定
- ベッドの下に落ちないよう注意
- 凝血による閉塞に注意
- ラベルを貼って区別を　硬膜外・皮下　脳室

ドレーン管理

VIII-1 片麻痺患者の離床・ADL介助

片麻痺患者における離床の実際

- 片麻痺患者は，ただ片手片足が動かせないだけではなく，バランス障害や高次脳機能障害など多様な障害により，離床・ADLが困難となります．そのため介助者は，片麻痺患者が自立的な日常生活を過ごすために効果的な援助の方法を知る必要があります．

片麻痺患者への介助の7原則

1. 残存機能を最大限に発揮できる方法で介助します．できない所だけ介助するようにしましょう．

2. 健側（非麻痺側）優位の動作にならないよう，左右対称の動作を意識しましょう．

3. 麻痺・障害・痛みなどを考慮して，安全・安楽に気を配ります．決して急がせないようにしましょう．

4. 動作の内容を説明し，ポイントを患者さんに理解してもらいましょう．

5. 介助中は声掛けを行い，患者さんを安心させ協力を得ましょう．

6. 介助者は自分の身体を安定させて行います．重心を低く，足を広げましょう．

7. 効率の良い介助でお互いに楽に動作できるようにしましょう（てこの原理を利用）．

Ⅷ-2 片麻痺患者の離床・ADL介助
片麻痺患者のポジショニング・良肢位保持

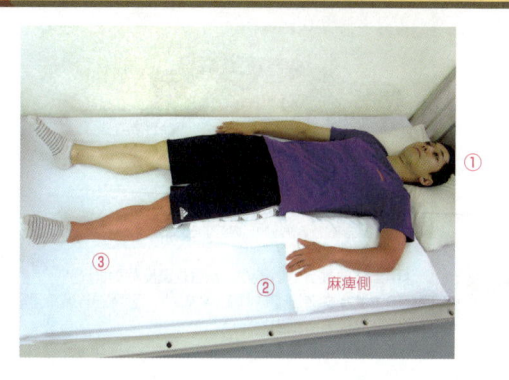

1 背臥位

麻痺側

Check Point
① 頭部は中間位になっているか
（過度な屈曲を防ぎ，緊張性頸反射を抑制）
② 肩甲帯と上肢全体を，下から支えるように枕などを置いているか
（肩関節亜脱臼予防）
③ 下肢は外旋していないか
（将来，分回し歩行になるのを予防）

ここがポイント！

背臥位は姿勢反射が出現しやすく，筋緊張の亢進しやすい姿勢なのでできるだけ短時間にとどめましょう．

関連事項 ポケットマニュアルシリーズ 呼吸ケアと早期離床
- 背臥位のチェックポイント ⇨ P102
- 体位選択フローチャート ⇨ P103

2 側臥位（麻痺側上）

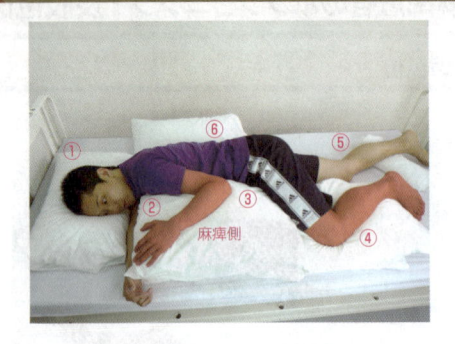

Check Point
① 頭は中間位になっているか（緊張性頸反射の抑制）
② 健側の上肢が枕で圧迫されていないか（腋窩神経麻痺予防）
　健側上肢は前方へ引出しているか
③ 麻痺側の肩甲帯が過度に伸展しないよう，適切な支持具を使用しているか（亜脱臼予防）
④ 麻痺側下肢は屈曲しているか
⑤ 健側下肢の腓骨頭が圧迫されていないか（腓骨神経麻痺予防）
⑥ 体幹が過度に伸展していないか（伸展共同運動パターンの抑制）

ここがポイント！

麻痺側を下にした側臥位をとっても基本的に問題はありません．ただし感覚障害，意識障害で痛みがわからない（訴えられない）場合は注意が必要です．
拘縮・痙性が著しい場合，麻痺側上肢（肩）に痛みがある場合は側臥位の角度を浅く（60度程度）しましょう．

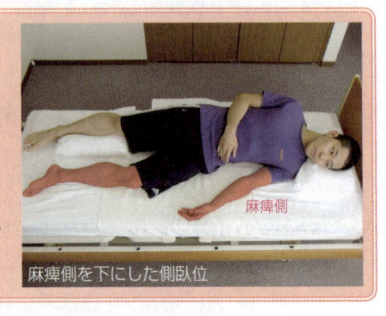

麻痺側を下にした側臥位

片麻痺患者のポジショニング・良肢位保持

3 Head up 座位

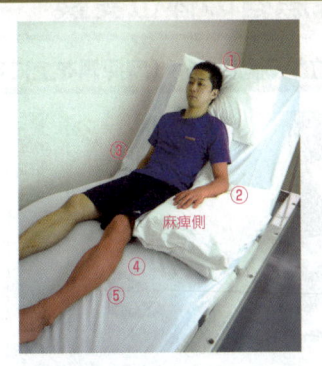

麻痺側

> **Check Point**
> ①頸部が過屈曲していないか
> ②麻痺側上肢の下に枕が入っているか(亜脱臼予防)
> 　麻痺側に傾かないよう支持具(枕など)は適切か
> ③ベッドの屈曲点が大転子に合っているか
> ④下肢の軽度挙上はできているか(ずり落ち防止)
> ※ベッドの屈曲点と膝が合わない場合は,タオル等を使用します
> ⑤麻痺側下肢が外旋位になっていないか
> 　(分回し歩行・腓骨神経麻痺予防)
> ⑥左右対称の姿勢がとれているか(ボディイメージ形成のため)
> ⑦仙骨部・坐骨部の除圧はできているか(褥瘡予防)
> ⑧ベッドの高さは一番低い高さになっているか(転落防止)

ここがポイント!

足関節の拘縮予防:ずり落ちてくるのを防ぐために,足底に枕等を入れるのを良く目にします.しかし,これは足底を刺激し,逆に尖足を助長する可能性があるため,あまりおすすめできません.

片麻痺患者のポジショニング・良肢位保持

Ⅷ-3 片麻痺患者の離床・ADL介助
片麻痺患者の体位変換

1 仰臥位から側臥位へ（麻痺側を上にする場合）

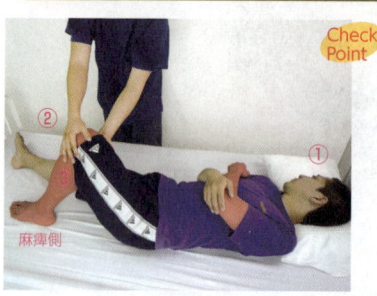

Check Point
① 頭は寝返るほうを向いているか
麻痺側の上肢を健側の上肢で支えているか
② 健側足はわずかに外転位をとっているか（重りの役割）
③ 麻痺側の膝を立て，外に開かないよう支えているか

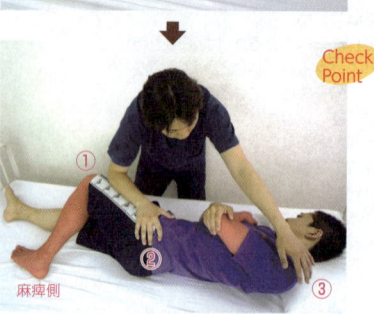

Check Point
① 介助者の手は大転子を持ち，前腕は患者さんの膝に添わせているか
② 患者さんの膝を倒す時，手は骨盤を支えているか
③ 良好な姿勢反射の誘発のためには，以下の方法をとるとよい．
a. 上肢優位の麻痺の場合，先に上半身を手前に引き，上がってきた下半身を引きよせているか
b. 下半身優位の麻痺の場合，先に下半身を手前に引き，上がってきた上半身を引きよせているか

ここがポイント！

膝だけを支点として介助すると，股間節の痛みを誘発することがあるので注意が必要です．

2 側方移動

- 寝返りや起き上がりの前動作として行います．できないところを介助します．

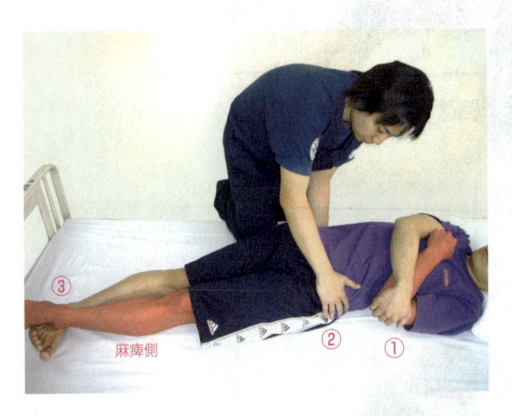

③ 麻痺側 ② ①

Check Point
①麻痺側上肢を健側上肢で支えているか（亜脱臼予防）
②骨盤→肩甲帯の順で側方移動しているか（重い骨盤を優先させるため）
③麻痺側下肢の下に健側下肢が入っているか（摩擦抵抗を減らすため）

離床の実際

片麻痺患者の体位変換

3 側臥位からの起き上がり

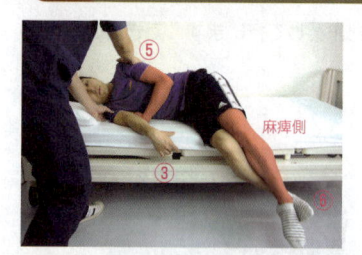

麻痺側

Check Point
①健側を下にした側臥位をとっているか
②身体はベッドの端に寄っているか（重いと下肢を下ろせないため）
③健側上肢は手掌を下に肘をつけて置いているか
④麻痺側上肢が後ろに置き去りになっていないか
⑤介助者は患者さんの肩を支えているか
⑥先に下肢を下ろしているか

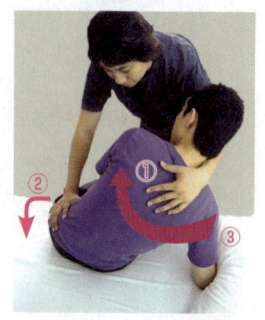

Check Point
①介助者は患者さんの上半身を支えているか
②もう一方の手で患者さんの骨盤を把持しているか
③骨盤部の手をベッドに押し込むような感じで上半身を旋回させながら起こせたか

関連事項
整形外科と早期離床 ▶ 対麻痺患者の起き上がり ⇨ P121

片麻痺患者の体位変換

4　車椅子座位

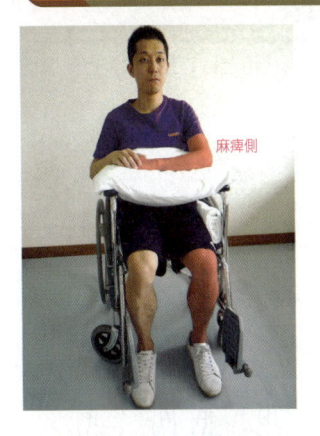

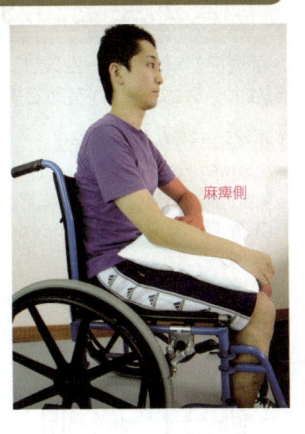

麻痺側

麻痺側

Check Point
①殿部が前方にすべっていないか
②背部をバックレストに押しつけていないか
　（伸展共同運動パターンの抑制）
③麻痺側に体幹が傾いていないか
④足底はフットレストもしくは床にしっかりついているか
　（足底感覚を立位に活かすため）

ポジショニングのコツ！

殿部の前方への滑りと体幹の側屈を予防するために，丸めたバスタオルを座面前方と麻痺側に設置すると安定します．しかし，褥瘡予防の観点から，長時間の使用は禁忌です．

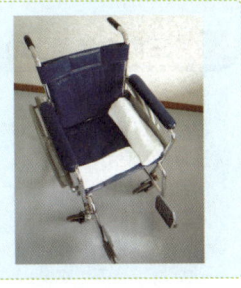

離床の実際

片麻痺患者の体位変換

Ⅷ-4 片麻痺患者の離床・ADL介助
肩関節亜脱臼対策

- 亜脱臼対策にはアームスリング（代用として三角巾）と，適切なポジショニングが有効です．

ポジショニングの注意点

仰臥位時：麻痺側上肢を枕などに置き，伸展位にならないようにする．
側臥位時：麻痺側肩甲帯が過度に伸展しないようにする．
座 位 時：テーブルやクッションを使用し，内転内旋位にしないようにする．

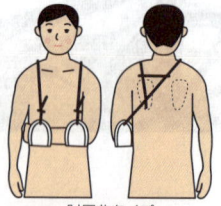

肘屈曲タイプ 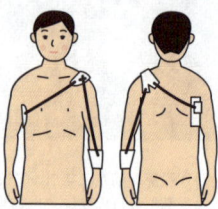　　　　　　肘伸展タイプ

ここがポイント！

三角巾の使用については，異常筋緊張や関節拘縮を助長するため使用を避けるべきとの見解もあります．基本的にはアームスリングがない場合の代用と考え，以下の原則に従って使用しましょう．

1 三角巾使用上の三原則（日本離床研究会による）

①臥位では外す．
②痙性が出てきたら使用しない．
③長時間の使用を避ける．

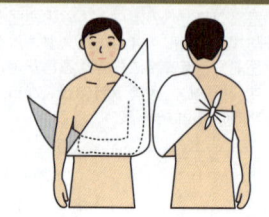

Ⅷ-5 片麻痺患者の離床・ADL介助
片麻痺患者の移乗動作

1 片麻痺患者の立ち上がり動作時の留意点

- 介助のポイントは「左右対称の立ち上がり」と「転倒防止」です．
- 膝折れを防止しつつ，麻痺側への荷重を意識して介助します．

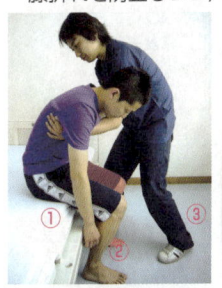

介入のポイント！
①浅く腰かけているか
②健側足を軽く引いているか
③介助者は麻痺側から介助しているか

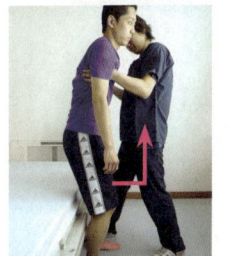

介入のポイント！
①頭部の軌跡は「L」を描いたか
②膝折れのある患者さんに対する膝の屈曲防止はできているか
③膝折れを防止したことで麻痺側にもしっかり体重がかけられたか
④立ち上がり時に左右対称の動作が意識できたか

ここがポイント！
膝折れがある場合は，介助者の膝を用いて患者さんの膝を前外方から後内方へ押しつけるように固定します．

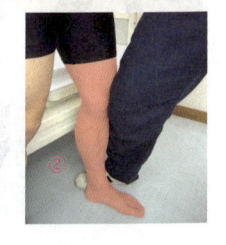

2 部分介助

方法は？
完全マニュアル P184 DVD

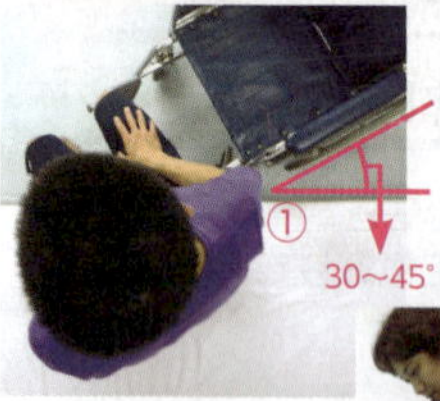

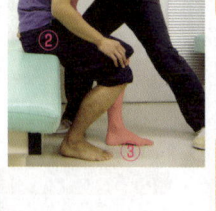

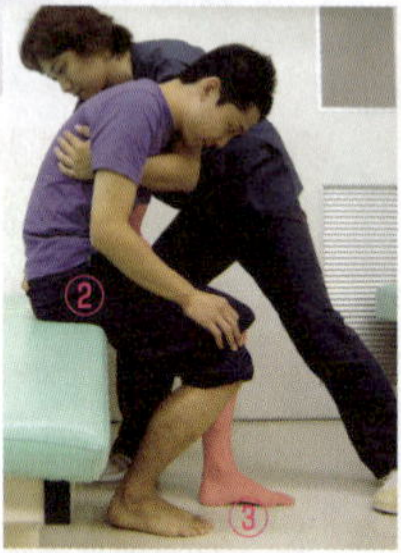

介入のポイント！

①車椅子は健側に，車椅子とベッドの角度は30～45度に置いてあるか
②患者さんは浅く腰かけているか
③健側の足を軽く引いているか

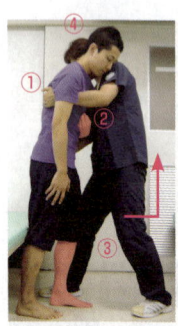

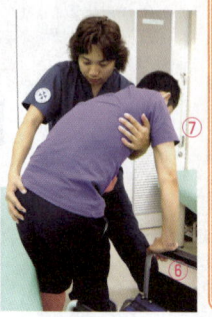

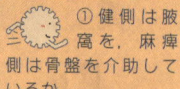

30～45°

介入のポイント！

①健側は腋窩を，麻痺側は骨盤を介助しているか
②しっかり患者さんに近づいて介助しているか
③麻痺側の屈曲防止はできているか
④頭部の軌跡は「L」を描いたか
⑤左右の下肢に均等に体重がかかるように介助できたか
⑥アームレストをつかむ位置は適切か（遠い側をつかむ）
⑦座面を確認してゆっくり座れたか

片麻痺患者の移乗動作

3　全介助

膝もたれ法による介助

方法は？**完全マニュアル** P185 **DVD**

適応：自分より体格が小さい患者さんの全介助

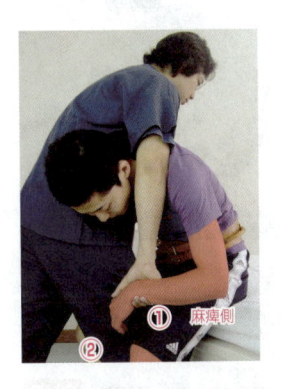

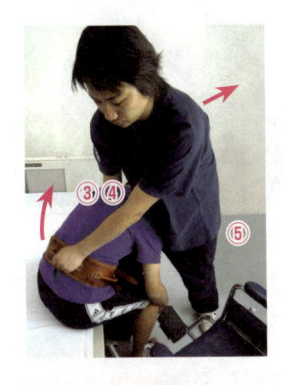

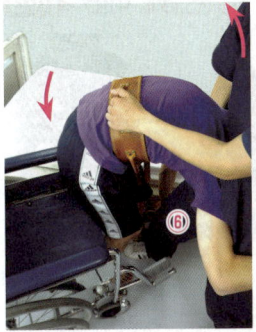

①
②
麻痺側
③④
⑤
⑥

介入のポイント！

① 麻痺側上肢を患者さんの胸の前でしっかり把持しているか
② 介助者の右下肢は患者さんの下腿の間深くに入っているか
③ 患者さんの前胸部は介助者の大腿部で支持できているか
④ 患者さんの頭は車椅子と反対方向に向いているか
⑤ 十分足を引いているか
⑥ 軸足で回転できているか

離床の実際

片麻痺患者の移乗動作

かつぎ法

方法は？ 完全マニュアル P186 DVD

- **適応**：自分より体格が大きい患者さんの全介助

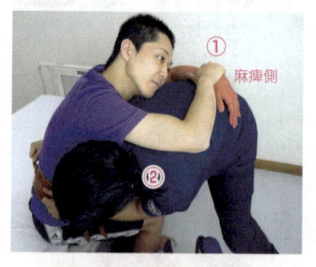

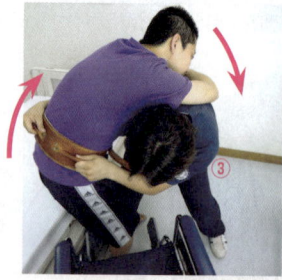

①
麻痺側
②
③

介入のポイント！

① 健側で麻痺側上肢を保持しているか
② 患者さんの上体を肩でしっかり支えられているか
③ 重心を低くして患者さんの介助が出来ているか

2人での介助

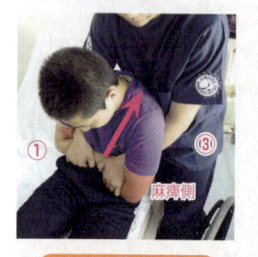

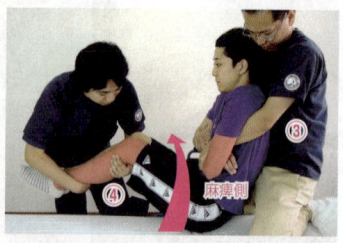

方法は？ 完全マニュアル P187 DVD

①
麻痺側
③
④
麻痺側

介入のポイント！

① 健側で麻痺側上肢を保持しているか
② 車椅子はベッドと平行に置かれているか
③ 両腋窩から差し入れた上肢と前胸部で，患者さんの上体をしっかり挟みこめているか
④ 下肢の介助者は患者さんの両膝窩を前腕全体で支持できているか

片麻痺患者の移乗動作

4 車椅子の選択

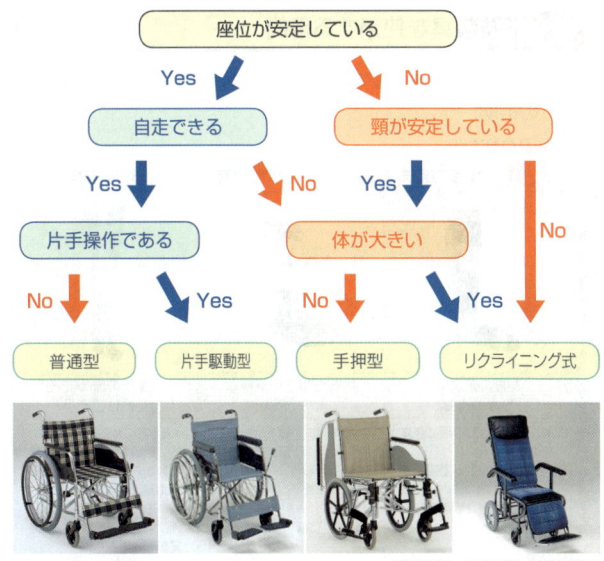

```
         座位が安定している
         Yes ↙        ↘ No
      自走できる      頸が安定している
    Yes ↙  ↘ No    Yes ↙       ↘ No
  片手操作である   体が大きい
  No ↙  ↘ Yes   No ↙  ↘ Yes      ↓
 普通型 片手駆動型 手押型    リクライニング式
```

写真提供　株式会社 松永製作所

> **ここがポイント！**
>
> 障害によって車椅子の種類を選択します．
> 過剰な補助は，機能低下の原因となるので注意しましょう

片麻痺患者の移乗動作

VIII-6 片麻痺患者の離床・ADL 介助
下肢装具の選択

1 下肢装具を使用する目的

- 立位・歩行時の下肢の安定(内反尖足の矯正),歩行機能の改善・歩行の補助.

● 下肢装具の処方例

	プラスチック製短下肢装具	金属支柱付き短下肢装具	長下肢装具
装具の種類			
適応	軽度の麻痺で痙性が高くない	中等度以上の麻痺で痙性が高い	重度の麻痺で弛緩性である
装着手順	①踵,足部,下腿の順に装具をはめ込む ②足関節部をバンドで固定する ③残りのバンドを固定する	①下腿半月に下腿をはめ込む. ②踵,足部,下腿の順に装具をはめ込む ③足関節部をバンドで固定する ④残りのバンドを固定する	①大腿半月に大腿部をはめ込む ②踵,足部,下腿の順に装具をはめ込む ③足関節部をバンドで固定する ④残りのバンドを固定する(足部,下腿部から固定し,大腿部を締める) ⑤膝関節伸展位にして膝継手を固定する(疼痛に注意する)
チェックポイント	・装具上縁の位置は腓骨頭より2cm以上下にあるか ・皮膚を圧迫していないか(第1・5中足骨骨頭および骨底,舟状骨,内外果)	・下腿半月の位置は腓骨頭より2.5cm下にあるか ・装着部の皮膚・骨突出部に過度の圧迫の痕はないか	・装着は困難ではないか ・装着部の皮膚・骨突出部に過度の圧迫の痕はないか

写真提供 株式会社 アスカ

> **ここがポイント!!**
>
> 適正な位置に装具を装着するために,足関節部のバンドを最初に固定します.

各下肢装具の適応

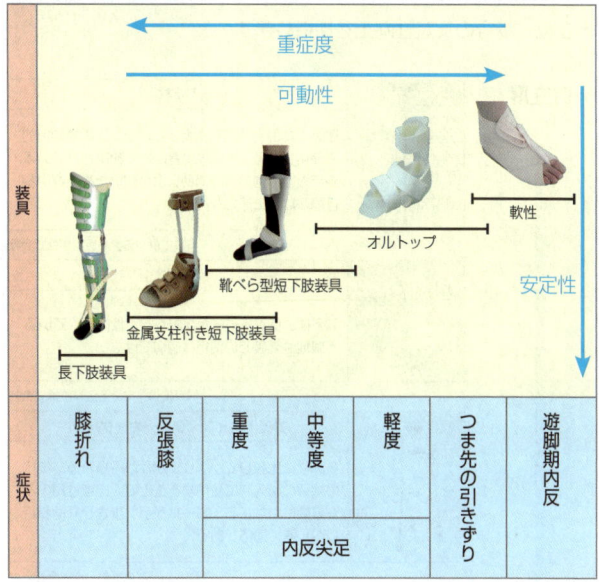

← 重症度 →
← 可動性 →
↓ 安定性

装具	長下肢装具	金属支柱付き短下肢装具	靴べら型短下肢装具	オルトップ	軟性
症状	膝折れ	反張膝	重度 / 中等度 / 軽度（内反尖足）		つま先の引きずり	遊脚期内反

写真提供　株式会社 アスカ

> **ここがポイント!**
> 処方の際は今後の障害の変化（麻痺の改善・痙性の変化・関節可動域の改善）や在宅復帰後における環境要因も考慮しましょう．

下肢装具の選択

2　歩行補助具の選択

・立位・歩行の安定性向上を期待します

自立度

高

	T字杖
	患者さんの支持面を拡大してバランスの補助目的で使用される．片麻痺患者に多く利用されている．支持機能は他の歩行補助具より弱いため，軽い歩行障害などに適応がある

写真提供　ミナト医科学株式会社

	多脚杖
	T字杖より支持基底面が広く安定性に優れている．不整地や階段での使用は適切ではない

写真提供　ミナト医科学株式会社

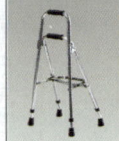

	サイドケイン／ウォーカーケイン
	多脚杖に比較してかなり安定性が得られる．歩行の練習の導入時に使用することで，患者さんの不安軽減につながる．ゴールが伝い歩きか介助歩行レベル時に適応がある

写真提供　株式会社ミキ

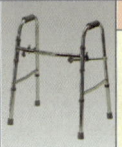

	歩行器
	基本的に水平面上での使用に限定される．上記杖に比べ，支持基底面が広く安定性に優れている．両側の片麻痺（グリップが握れれば）や体幹機能障害などに適応がある

写真提供　ミナト医科学株式会社

低

ここがポイント！

一度決定した補助具をいつまでも使用するのではなく，回復段階に応じて適切な補助具を選択しましょう．

下肢装具の選択

3 杖の使用方法

杖の合わせ方

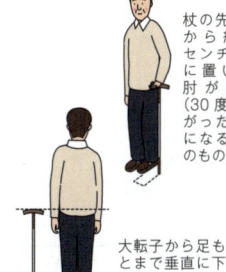

杖の先を足から約15センチ外側に置いて,肘が軽く(30度)曲がった状態になる長さのもの

大転子から足もとまで垂直に下した状態の長さ

平地:杖歩行の手順(三動作歩行)

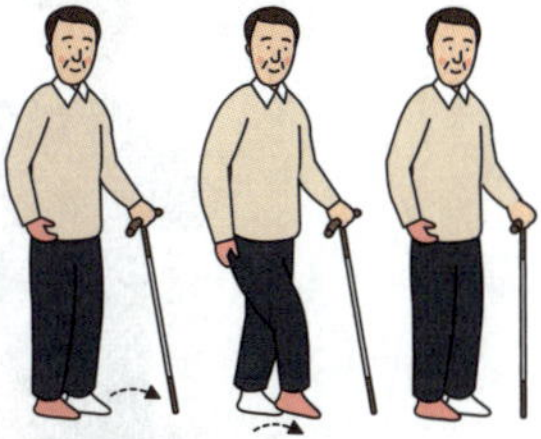

- 杖は麻痺側足と反対の手で持つ
- 杖を一歩手前に出す
- 杖に体重をかけながら麻痺側を出す
- 両足を揃える

三動作歩行から二動作歩行になるよう指導します.

【三動作歩行】
①杖 ②麻痺側 ③健側

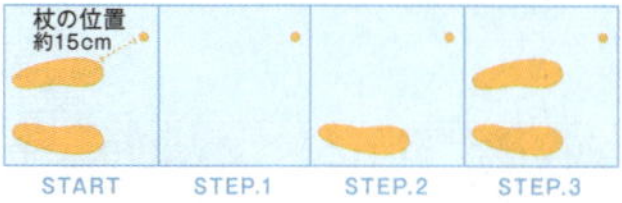

杖の位置 約15cm

START　STEP.1　STEP.2　STEP.3

【二動作歩行】
①杖と麻痺側同時 ②健側

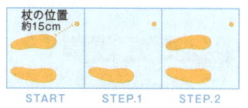

杖の位置 約15cm

START　STEP.1　STEP.2

階段

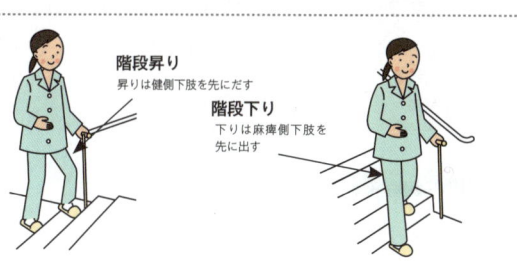

階段昇り
昇りは健側下肢を先にだす

階段下り
下りは麻痺側下肢を先に出す

下肢装具の選択

4　歩行時の留意点

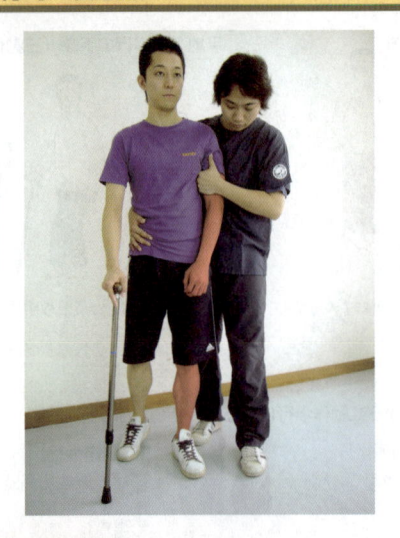

介入のポイント！

①患者さんに適した下肢装具を使用しているか
②患者さんに適した補助具を使用しているか
③介助者は麻痺側に立っているか
④片手は腋窩から，他方の手は患者さんの麻痺側を支えているか
⑤患者さんは視線を下げすぎていないか
⑥歩行速度はゆっくり，歩幅は狭くから行っているか

関連事項
ポケットマニュアルシリーズ
呼吸ケアと早期離床　▶　歩行時のチェックポイント ⇨ P120

下肢装具の選択

VIII-7 片麻痺患者の離床・ADL介助
片麻痺患者の更衣・整容動作

基本：着衣は麻痺側，脱衣は健側から行います．

1 更衣動作

■ 上衣

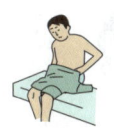

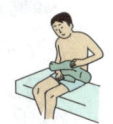

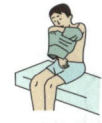

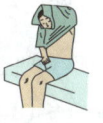

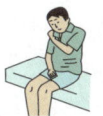

1. 背中が上になるように広げる
2. 麻痺側上肢に袖を通す
3. 健側上肢に袖を通す
4. シャツを一まとめにし，頭部を通す
5. 前後を下に引き，完了

■ 下衣

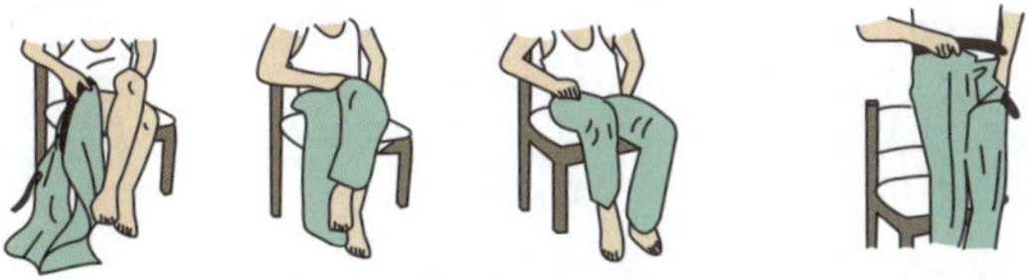

1. 麻痺側下肢を反対側下肢に組ませる
2. 麻痺側下肢からズボンを通す
3. 健側下肢をズボンに通す
   ※この時できるだけ上に引き上げる
4. ズボンを腰部まで持ち上げる
   ※立位困難な場合は，ベッド上背臥位となりヒップアップで行う
5. ボタンをとめ，ジッパーを上げる 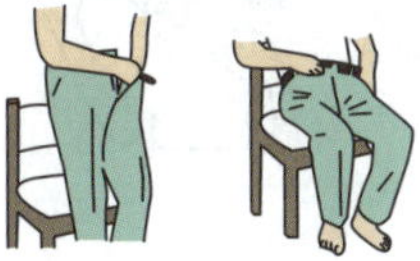
6. この時，ズボンが落ちないよう肘で押える

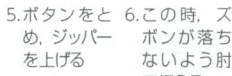

ここがポイント！

更衣動作時の重心移動に耐えられるバランス能力を確保してから訓練を開始しましょう．バランスを崩して転倒しないよう監視も必要です．

2 整容動作（歯磨き・洗顔，整髪，髭剃りなど）

【洗顔のポイント】
- 濡れタオルで拭くか，容器に水をためて片手で洗う
- 洗面台にできるだけ近づく

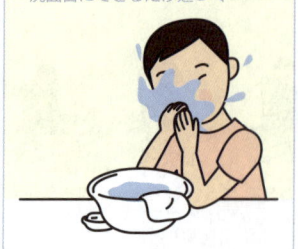

【髭剃りのポイント】
- カミソリより，電動髭剃りが安全で，片手操作には便利
- 鏡の前で行い，麻痺側への注意を促す

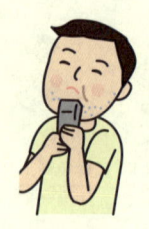

【手洗いポイント】
- できる限り麻痺側の手の清潔や感覚刺激の入力を行う
- 健側の手洗いに吸盤付きブラシを使用してみる

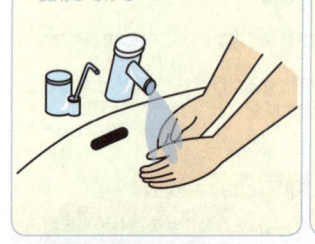

【整髪のポイント】
- 柄の長めのブラシを利用する
- 鏡の前で行い，麻痺側への注意を促す

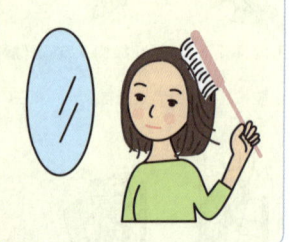

指導のポイント！

健側上肢だけを使用するのではなく，両手動作を意識して行えるよう指導しましょう．

IX-1 | 疾患別退院指導・セルフケア
脳血管障害

1 日常生活

- 社会資源の紹介
- 家屋評価・環境調整
- 再発防止に向けた生活上の注意点
- 再発の徴候と受診の必要性
- 食事…食べやすい食事形態・姿勢の工夫
- 食事内容…塩分控えめでバランスの良い食事を心がける

2 薬物療法

- 基礎疾患のコントロール
- 抗血栓薬の服用上の注意
- 副作用出現時の対応

3 運動

- 過剰な介助は行わない
- 他動運動（関節可動域訓練）
- 座位訓練…可能な限り食事は座位で取りましょう．プラス数回短時間でも良いので座位になりましょう

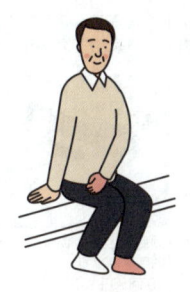

ここが ポイント！

閉じこもりは廃用症候群を進行させます．積極的に社会資源を利用し，外に出るようにしましょう．

運動指導の一例

- 片麻痺の患者さんは，特定の筋肉ばかり使ってしまう傾向があります．適切に力を抜いて，効率のよい運動を行うために，左右ともに均等の力で運動することが大切です．下記の運動を1日1～2回行いましょう．

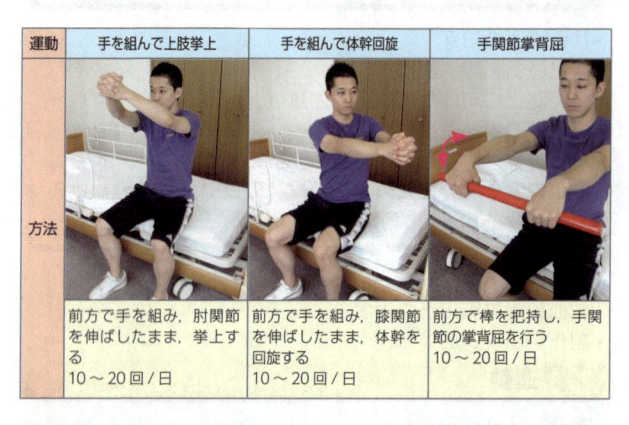

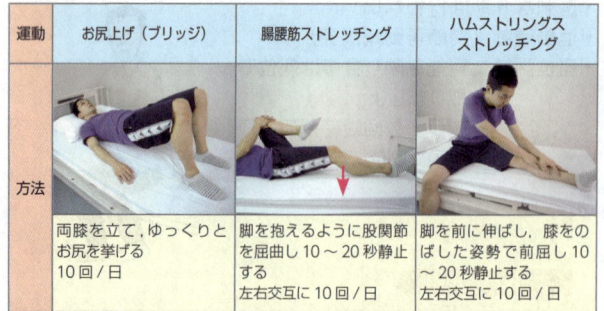

運動	手を組んで上肢挙上	手を組んで体幹回旋	手関節掌背屈
方法	前方で手を組み，肘関節を伸ばしたまま，挙上する 10～20回/日	前方で手を組み，肘関節を伸ばしたまま，体幹を回旋する 10～20回/日	前方で棒を把持し，手関節の掌背屈を行う 10～20回/日

運動	お尻上げ（ブリッジ）	腸腰筋ストレッチング	ハムストリングスストレッチング
方法	両膝を立て，ゆっくりとお尻を挙げる 10回/日	脚を抱えるように股関節を屈曲し10～20秒静止する 左右交互に10回/日	脚を前に伸ばし，膝をのばした姿勢で前屈し10～20秒静止する 左右交互に10回/日

脳血管障害

IX-2 | 疾患別退院指導・セルフケア
パーキンソン病

● Yahr の重症度分類 stage Ⅲ～Ⅳの患者さんの場合

1 日常生活

- 転倒予防のため環境を整える（手すりをつける，床に物を置かないなど）
- 食事　食べやすい食事形態の工夫
　　　　便秘対策（食物繊維の多い食材，乳製品）
　　　　骨を丈夫にする食材（カルシウム，ビタミン D）
- 時間がかかってもできることは自分で行うよう，過度の介助は行わない

2 薬物療法

- 指示された量，時間を守って服薬
- 薬効の日内変動表・副作用を記入する

3 精神的ケア

- 抑うつ傾向，薬剤の副作用による精神症状（幻視，幻聴，被害妄想など）がある
- 受容的態度で接し，強く否定しない

> **ここがポイント！**
>
> 各 stage に応じた指導を行います．
> また何か行う場合は（食事，入浴，運動など）薬効がある時間帯に行いましょう．

4 運動療法

【目的】機能維持・改善のために行います．頸部・体幹の伸展・回旋は特に重要です．

【方法】下記の運動を1日1-2回，無理なくできる範囲で毎日行うことが大切です．

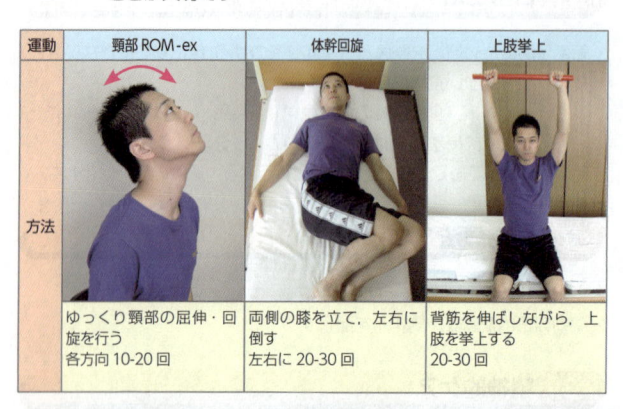

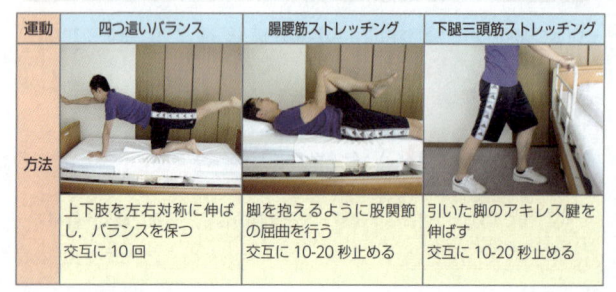

運動	頸部 ROM-ex	体幹回旋	上肢挙上
方法	ゆっくり頸部の屈伸・回旋を行う 各方向 10-20 回	両側の膝を立て，左右に倒す 左右に 20-30 回	背筋を伸ばしながら，上肢を挙上する 20-30 回

運動	四つ這いバランス	腸腰筋ストレッチング	下腿三頭筋ストレッチング
方法	上下肢を左右対称に伸ばし，バランスを保つ 交互に 10 回	脚を抱えるように股関節の屈曲を行う 交互に 10-20 秒止める	引いた脚のアキレス腱を伸ばす 交互に 10-20 秒止める

パーキンソン病

X-1 | 薬剤
よく使用される薬剤

> ! 詳しくは医療用医薬品添付文書を参照ください

1 降圧薬

・急性期の降圧には，即時に調整可能な注射薬を用います．

●注射薬

一般名	商品名	用法・用量	効果発現	作用持続	特徴
ニトロプルシドナトリウム	ニトプロ®持続静注液 6mg/ ニトプロ®持続静注液 30mg	持続静注 0.25~2(4) μg/kg/分	瞬時	1~2分	頭蓋内圧亢進や腎障害では要注意．副作用で悪心，嘔吐，頻脈，高濃度・長時間投与でシアン中毒などが出現する．遮光が必要
ニカルジピン塩酸塩	ペルジピン®注	持続静注 0.5~6 μg/kg/分	5~10分	60分	頭蓋内出血で止血が完成していない患者，脳卒中患急性期で頭蓋内圧亢進の患者には使用禁忌となっている．ヘルベッサー®より降圧作用の切れがよく，不整脈が起こりにくいので使用しやすい
ジルチアゼム塩酸塩	ヘルベッサー®注	持続静注 5~15 μg/kg/分	5分以内	30分	徐脈，房室ブロック，洞停止などの副作用がある．不安定狭心症では低用量

ここがポイント！

> 降圧薬の種類としては特にエビデンスはありません．しかし脳血管を拡張する可能性がある薬剤は頭蓋内圧亢進を引き起こすため慎重投与となります．

降圧薬	脳血流量	脳血流自動調節下限域	脳代謝
Ca拮抗薬	↑	↓	→
ACE阻害薬	→↑	↓	→
α遮断薬	→↑	↓	
β遮断薬	↓(↑)*	→↑(↓)*	
利尿薬	↓		↓
ARB	→↑		

↑：増加，上昇　　↓：減少，下降　　→：不変
* 血管拡張型β遮断薬

よく使用される薬剤

● 内服薬

分類	一般名	商品名	作用機序	特徴
Ca拮抗薬	ニフェジピン	アダラート® アダラート®L アダラート®CR	血管平滑筋細胞内へのカルシウムイオン流入を抑制し血管拡張作用をもたらす	ニフェジピンは即効性で強力な降圧作用を示す.Lは徐放剤,CRは24時間にわたり有意な降圧がある.副作用として頻脈,顔面紅潮がよくみられる
	アムロジピンベシル酸塩	ノルバスク®		作用時間が最も長い（$T_{1/2}$：39時間）
	ニカルジピン塩酸塩	ペルジピン®		同類薬のなかでは降圧作用や心臓に対する作用は穏やかなほうで,脳血流をよくする作用が高い
	ジルチアゼム塩酸塩	ヘルベッサー®		ニフェジピンに比べて降圧は穏やかだが脈拍への影響がほとんどない
	ベニジピン	コニール®		降圧作用は他のCa拮抗薬に比べると穏やか

分類	一般名	商品名	作用機序	特徴
ACE阻害薬	カプトプリル	カプトリル®	ACEを阻害してアンジオテンシンⅡの産生を抑制する.副作用の一つに空咳がある	速効性がある.腎機能低下がある場合は注意が必要
	エナラプリルマレイン酸塩	レニベース®		ACE阻害効果はカプトプリルより数倍強い.空咳の頻度は高い
	イミダプリル塩酸塩	タナトリル®		空咳の頻度が少ない
	テモカプリル塩酸塩	エースコール®		腎機能低下の場合,急激に血圧低下をきたすことがあるため注意が必要

分類	一般名	商品名	作用機序	特徴
アンジオテンシンⅡ受容体拮抗薬（ARB）	カンデサルタンシレキセチル	ブロプレス®	アンジオテンシンⅡのタイプ1受容体に結合し,アンジオテンシンⅡの作用を阻害する	AT_1受容体を介した副腎でのアルドステロン遊離に対する抑制作用も降圧作用に一部関与している
	ロサルタンカリウム	ニューロタン®		高尿酸血症を合併している場合はARBの中で第一選択となる
	バルサルタン	ディオバン®		強い血管拡張作用だけでなく,臓器保護作用も併せ持つ
	テルミサルタン	ミカルディス®		$T_{1/2}$が20〜24時間とARB中で最も長く,24時間にわたり持続的な降圧作用を示す

よく使用される薬剤

分類	一般名		商品名	作用機序	特徴
β遮断薬	$β_1$選択性 ISA-	メトプロロール酒石酸塩	セロケン®	β受容体を遮断し心拍出量を低下させる．レニン産生・分泌も低下させる	$β_2$遮断作用が少なく血管抵抗の上昇，気管支の収縮が少ない．糖代謝への影響も少ない．心筋収縮力や心拍数の抑制が強いため徐脈に注意が必要
		アテノロール	テノーミン®		
	$β_1$選択性 ISA+	アセブトロール塩酸塩	アセタノール®		ISA+のため心筋収縮力や心拍数の抑制が弱いため高齢者には使用しやすい．反面狭心症や心筋梗塞の2次予防には不適
		セリプロロール塩酸塩	セレクトール®		
	$β_1$非選択性 ISA-	プロプラノロール塩酸塩	インデラル®		非選択性のため心機能抑制作用に加えて$β_2$遮断作用である気管支収縮も起きるので喘息患者には禁忌
	$β_1$非選択性 ISA+	ピンドロール	カルビスケン®		ISAを有するので過度に心機能を抑制することが少ない

分類	一般名	商品名	作用機序	特徴
α遮断薬	プラゾシン塩酸塩	ミニプレス®	血管平滑筋のα1受容体を遮断し血管拡張作用を発揮する	早朝高血圧に有用．脂質代謝，耐糖能異常，前立腺肥大による排尿障害を合併している症例に対して有用
	ドクサゾシンメシル酸塩	カルデナリン®		

分類	一般名		商品名	作用機序	特徴
利尿薬	サイアザイド系	トリクロルメチルアジド	フルイトラン®	遠位尿細管のNa再吸収を抑制することにより循環血液量を減少させる．降圧作用は緩徐	降圧剤としては第一選択薬
		ヒドロクロロチアジド	ダイクロトライド®		
	ループ	フロセミド	ラシックス®		利尿作用が強い．腎機能高度低下患者ではループ利尿薬のみが使用可能
		アゾセミド	ダイアート®		
	カリウム保持性	スピロノラクトン	アルダクトンA®		アルドステロン過剰によって起こる高血圧に対して第一選択となる

*ISA（内因性交感神経刺激作用）
カテコラミン枯渇状態においてβ遮断薬自体がβ受容体を刺激する作用．
ISA+の場合，心拍数や心筋収縮力を低下させる効果が減弱する．

2 昇圧薬

分類	一般名	商品名	特徴
カテコールアミン系（全て注射薬）	ドパミン塩酸塩	イノバン® プレドパ® カタボン®	低用量（2～4γ）ドパミン受容体を活性し利尿作用が起きる 中用量（5～10γ）ではβ作用が，高用量（10γ～）ではα作用が優位となる
	ドブタミン塩酸塩	ドブトレックス®	強力なβ1刺激作用をもつ
	エピネフリン	ボスミン®	心停止時の第1選択薬であり，心停止状態を心室細動に移行させたり，振幅が小さく周波数の高い心室細動を高振幅低周波数の心室細動に変え除細動を容易にするのに用いられる
	ノルエピネフリン	ノルアドレナリン®	ドパミンやドブタミンを使用しても血圧が維持できない場合に使用する
	イソプロテレノール塩酸塩	プロタノール®	純粋なβ受容体作動薬

作用の比較

特徴	心臓			血管		
	β1			α	β2	ドパミン受容体
	心筋収縮力増加	心拍数増加	不整脈誘発	末梢血管収縮	末梢血管拡張	腎血管拡張
ドパミン	++++	++	++	-～++++	++	+
ドブタミン	++++	+	+	-～ +	++	-
ノルエピネフリン	++++	+	++++	++++	-	-
イソプロテレノール	++++	++++	++++	-	++++	-

ここがポイント!!

γ計算の方法

①1γ=1μg/Kg/min,1μ=1/1000mgです．
②大体シリンジポンプは一時間あたりの流量なので，60分として考えると，1γ=1/1000×体重×60=0.06×体重 [mg/h]となります．
③次に，この患者さんにとって1γが何mg/hなのか計算します．
体重50kgの場合は0.06×50=3,1γ=3mg/hとなります．
投与薬剤を1mL=3mgになるように希釈すると体重50kgの場合1mL=1γとなります．

よく使用される薬剤

3 脳浮腫治療薬・脳保護薬

●脳浮腫治療薬

一般名	商品名	特徴
濃グリセリン果糖製剤	グリセオール®注 グレノール®注 グリセノン®注	10~12mL/Kgで投与．血漿浸透圧を上昇させ，脳組織から血管内へ浮腫液を引き込むことで，抗脳浮腫効果を発揮する．その結果，脳血流量を増加させ脳代謝を改善する．頭蓋内圧亢進を伴う大きな脳梗塞での救命に有効とされている
D-マンニトール	マンニゲン®注射液 マンニットールS注射液	1~3g(5~15mL)/Kgで投与．浸透圧差により脳浮腫液を血中に移行させ，脳浮腫を軽減させる．また，糸球体で容易に濾過され尿細管で再吸収されないため，利尿作用を示す．濃グリセリン製剤より作用が強力かつ急速なため急速に頭蓋内圧を下げる目的で使用されることが多い．投与中止後の反跳現象に注意が必要

ここがポイント！

濃グリセリン果糖とD-マンニトールの比較

		濃グリセリン果糖	D-マンニトール
抗脳浮腫効果	頭蓋内圧降下作用	++	++
	作用発現時間	速	最速
	効果持続時間	中	短~中
	反跳現象	-	+
脳循環代謝	脳血流増加作用	+	+
	脳代謝賦活作用	+	-
全身性作用	利尿作用	+	++
	全身カロリー補給作用	+	-

●脳保護薬

一般名	商品名	特徴
エダラボン	ラジカット®	発症後24時間以内に開始．血管内皮細胞，神経細胞の細胞膜脂質の過酸化を抑制する．この作用によりペナンブラの脳機能を保護することが期待できる

よく使用される薬剤

4 抗てんかん・けいれん薬

作用機序

① Na^+ チャネルに結合してこれを不活性化し，Na^+ の細胞内流入を遮断して細胞の興奮を抑制する
（カルバマゼピン，ゾニサミド，バルプロ酸ナトリウム，フェニトインなど）

② 神経の抑制系であるガンマアミノ酪酸（$GABA_A$）受容体に結合して GABA 作用を増強させ，神経活性の抑制を増強する
（フェノバルビタール，バルプロ酸ナトリウム，トピラマート，クロナゼパムなど）

③ 脱分極を増強・持続する Ca^{2+} チャネルに結合し，Ca^{2+} の細胞内流入を遮断して細胞の興奮を抑制する
（エトスクシミド，ゾニサミド，バルプロ酸ナトリウムなど）

一般名	商品名	T_{max}（時間）	$T_{1/2}$（時間）	定常状態に達するまでの日数	有効血中濃度	特徴
フェニトイン	アレビアチン®　ヒダントール®	3.5〜4.2	10〜34	5〜7日	10〜20 µg/mL	強直間代発作，部分発作の第2選択薬．有効性が高い薬剤だが副作用が強い．有効域と中毒域が近いため，増量時には注意が必要
カルバマゼピン	テグレトール®　レキシン®	2〜9	18〜55	3〜6日	4〜8 µg/mL	部分発作の第一選択薬．副作用の眠気が強く，また，服薬開始2〜4週頃に発疹が出現することがある
フェノバルビタール	フェノバール®	0.4〜4	73〜139	14〜20日	10〜30 µg/mL	強直間代発作，部分発作で使用．部分発作ではカルバマゼピン，フェニトインよりは効果が弱くなる
バルプロ酸ナトリウム	デパケン®　ハイセレニン®	1〜2 徐放剤 10〜12	11〜20	2〜3日	50〜100 µg/mL	全般発作の第一選択薬．半減期が短いためできる限り徐放薬を用いる．副作用の眠気が少ないので最初から十分量の処方が可能
エトスクシミド	ザロンチン®　エピレオプチマル®	1〜4	40〜60	4〜8日	40〜100 µg/mL	欠伸発作に著効する

一般名	商品名	T$_{max}$（時間）	T$_{1/2}$（時間）	定常状態に達するまでの日数	有効血中濃度	特徴
クロナゼパム	リボトリール®　ランドセン®	1~4	17~56	4~6日	0.025~0.075 μg/mL	部分発作に対し，他の抗てんかん薬との併用で有効性が高い
クロバザム	マイスタン®	1~3	10~30	—	—	部分発作に対し，他の抗てんかん薬との併用で有効性が高い．クロナゼパムより効果は弱い
ゾニサミド	エクセグラン®	2~5	50~70	14~17日	10~30 μg/mL	部分発作の第2選択薬．副作用として発汗障害によるうつ熱，腎結石に注意が必要
ガバペンチン	ガバペン®	約3前後	6~7	—	—	部分発作に対し，他の抗てんかん薬との併用で有効性が高い．他の抗てんかん薬の血中濃度に影響を与えないのが特徴
トピラマート	トピナ®	1.4~2	25.3~46.7	—	—	部分発作と全般発作に併用薬として使用される．副作用として眠気が強い

よく使用される薬剤

薬物の体内動態には血中濃度がかかわります.

最高血中濃度:C_{max}
- 薬物投与後に得られる最高血中濃度.
- 薬理効果の強さや副作用と関連しています.

最高血中濃度到達時間:T_{max}
- 最高血中濃度に達するまでの時間.
- 薬の効果が現れる目安となります.

血中濃度半減期:$T_{1/2}$
- 薬物の血中濃度がその50%に減少するまでに要する時間. 半減期が長いほど薬理効果が持続し, 短いほど効果がすぐになくなります.
- 体内から消失するには$T_{1/2}$の4〜5倍の時間がかかります.

●経口投与後の薬物血中濃度の推移

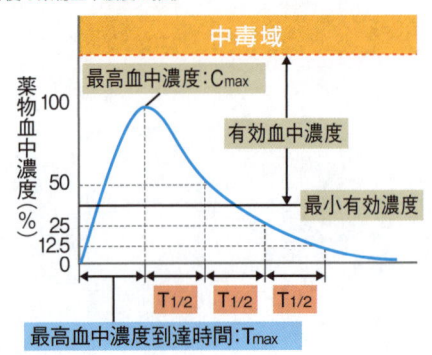

中毒域

最高血中濃度:C_{max}

有効血中濃度

最小有効濃度

薬物血中濃度(%)
100
50
25
12.5
0

$T_{1/2}$ $T_{1/2}$ $T_{1/2}$

最高血中濃度到達時間:T_{max}

よく使用される薬剤

5 抗血栓薬

分類	一般名	商品名	特徴
抗血小板薬	オザグレルナトリウム	キサンボン®	発症5日以内の脳血栓症に有効．トロンボキサン合成酵素を選択的に阻害してトロンボキサンA_2の産生を抑制し，プロスタサイクリンの産生を促進し血小板凝集と平滑筋収縮を抑制して微小循環を改善する．クモ膜下出血術後の脳血管攣縮に伴う脳虚血症状の改善にも適応がある
		カタクロット®	
	アスピリン	バイアスピリン®	脳血栓症に使用．効果発現が早いため（30〜40分）急性期にも使用できる．副作用として消化性潰瘍の発生やアスピリン喘息に注意が必要
	チクロピジン塩酸塩	パナルジン®	おもに脳血栓症に使用．効果が現れるまでに数日を要する．血小板減少・肝機能障害が見られることがあるため定期的な血液検査が必要
抗凝固薬	ワルファリンカリウム	ワーファリン®	ビタミンK依存性凝固因子の産生を阻害し，抗凝固作用を示す．心原性脳塞栓症に適応．PT-INR2.0〜3.0を目標に用量をコントロール．ビタミンKにより作用が減弱されるため納豆・クロレラは摂取を制限する
	アルガトロバン	ノバスタン®	発症48時間以内の脳血栓症（ラクナを除く）に有用．トロンビンを直接阻害し，フィブリン生成の阻害，血小板凝集の抑制，血管収縮の抑制によりペナンブラを含む虚血巣の微小循環を改善し梗塞巣の拡大を阻止する
		スロンノン®	
	ヘパリンナトリウム	ヘパリン®	アンチトロンビンⅢと結合して血液凝固因子の活性を阻止し血栓形成を抑制する．APTTを基準値の1.5〜2倍にコントロールする．拮抗薬あり（プロタミン硫酸塩）
血栓溶解薬	アルテプラーゼ	アクチバシン®	発症後3時間以内の脳梗塞にのみ適応．フィブリン親和性が高いため，血栓内のプラスミノゲンを効率的に活性化させる．投与後24時間は出血のリスクが高いため十分な全身状態の観察が必要
	ウロキナーゼ	ウロキナーゼ®	脳血栓症1日1回6万単位を約7日間点滴静注．フィブリン親和性が低いため血栓内だけでなく血管内のプラスミノゲンも活性化させる

よく使用される薬剤

6 パーキンソン治療薬

分類	一般名	商品名	作用機序	特徴
レボドパ製剤	レボドパ	ドパストン®	脳内に移行してから代謝されてドパミンに変化し，減少したドパミンを補う．服用初期の副作用として吐気，嘔吐，起立性低血圧が現れやすい	ドパミン前駆物質（L-dopa），脳内でドパミンに転換されて生理作用を発揮
		ドパゾール®		
		ドパール®		
	レボドパ＋カルビドパ	ネオドパストン®		カルビドパはレボドパ脱炭酸酵素阻害薬であり，レボドパの脳以外での脱炭酸を防ぎ，脳内への移行を高める
		メネシット®		
	エルドパ＋ベンセラジド塩酸塩	イーシー・ドパール®		ベンセラジドはレボドパ脱炭酸酵素阻害薬で，血中レボドパ濃度を高め脳内のレボドパ移行量を増加させる
		ネオドパゾール®		
		マドパー®		

分類	一般名	商品名	作用機序	特徴
抗コリン薬	トリヘキシフェニジル塩酸塩	アーテン®	アセチルコリン受容体を遮断し，ドパミンの減少に伴って優位となった興奮性の情報伝達を抑制し，運動障害や精神症状を改善する	比較的早期の，特に振戦や痙性斜頸・書痙などのジストニアに有効．最近ではパーキンソン病治療としてはあまり使用されなくなっている
		トレミン®		
	プロフェナミン	パーキン®		
	ビペリデン	アキネトン®		
		タスモリン®		
	塩酸メチキセン	コリンホール®		
	塩酸ピロヘプチン	トリモール®		
	塩酸マザチコール	ペントナ®		

よく使用される薬剤

分類	一般名		商品名	作用機序	特徴
ドパミン受容体作動薬	麦角系	ブロモクリプチンメシル酸塩	パーロデル®	ドパミン受容体に直接働いて受容体を活性化させる．重大な副作用として心臓弁膜症，肺線維症などがある	ドパミン D_2 受容体に選択的に働く．半減期が短い（2.9時間）
			パルキゾン®		
		ペルゴリドメシル酸塩	ペルマックス®		ドパミン D_2 と D_1 受容体を同時に刺激する．レボドパ製剤と併用が規定されている
		カベルゴリン	カバサール®		ドパミン D_2 受容体に選択的に働く．半減期が長く（43時間）ブロモクリプチンメシル酸塩より悪心などの副作用が少ない
	非麦角系	タリペキソール塩酸塩	ドミン®		ドパミン D_2 受容体に選択的に働く．非麦角系は，麦角系でよくみられる嘔気などの消化管系の副作用は少ないが，突発性睡眠，極度の傾眠，幻覚，妄想，錯乱が認められている
		ロピニロール塩酸塩	レキップ®		

分類	一般名	商品名	作用機序	特徴
ドパミン遊離促進薬	アマンタジン塩酸塩	シンメトレル®	前シナプスからのドパミンの遊離を促進し，シナプス間隙のドパミンを増加させる	発症初期や軽症例で用いられる．副作用として幻覚が現れやすい

分類	一般名	商品名	作用機序	特徴
MAO-B阻害薬	セレギリン塩酸塩	エフピー®	ドパミンを代謝・分解する酵素（モノアミンオキシダーゼ B:MAO-B）を阻害してシナプス間隙のドパミンの量を増加させる	レボドパ含有製剤と併用．レボドパ製剤で効果が不十分な固縮や無動にも有効なことがある．統合失調症，三環系抗うつ薬投与中または中止後 14 日以内，SSRI 投与中は使用禁忌となる

分類	一般名	商品名	作用機序	特徴
ノルアドレナリン前駆物質	ドロキシドパ	ドプス®	減少したノルエピネフリンを補う	Yahr 重度度分類でステージⅢと判定された患者，他剤の治療効果が不十分で，すくみ足または立ちくらみが認められる患者にのみ投与を考慮する．投与初期には消化器系副作用に注意する

よく使用される薬剤

7 インスリン製剤

分類	商品名	用法	作用発現時間（皮下注）		
			発現時間	最大作用時間	持続時間
超速効型	ノボラピッド®	食直前，場合により食後投与が可能．速やかな吸収と短い作用持続時間により，食後高血糖の是正に適している	10~20分	1~3時間	3~5時間
	ヒューマログ®		15分未満	30分~1.5時間	3~5時間
速効型	ペンフィルR®	食事の30分前投与	約30分	1~3時間	約8時間
	ノボリン®R		約30分	1~3時間	約8時間
	ヒューマリン®R		30分~1時間	1~3時間	5~7時間
混合型	ヒューマカート®3/7	速効型と中間型を混ぜたタイプ．基礎分泌も追加分泌も補える	10~20分	1~4時間	約24時間
	ノボリン®30R		約30分	2~8時間	約24時間
	ヒューマリン®3/7		約30分	30分~6時間	18~24時間
中間型	ペンフィル®N	作用時間が長く，基礎分泌を補う	約1.5時間	4~12時間	約24時間
	ヒューマログ®N		30分~1時間	2~6時間	18~24時間
	ヒューマリン®N		1~3時間	8~10時間	18~24時間
持続型	ノボリン®U	作用時間がほぼ1日	4時間	8~24時間	24~28時間
	ヒューマリン®U		4時間	10~24時間	18~24時間

よく使用される薬剤

8 経口血糖降下薬

薬剤名	一般名	商品名	内服時間	T_{max}（時間）	$T_{1/2}$（時間）	作用時間	特徴
スルホニル尿素剤（SU薬）	グリクラジド	グリミクロン®	食前あるいは食後	2〜4	8.6〜12	6〜12	網膜症進展防止効果も期待されている
	グリベンクラミド	オイグルコン®		1.5	2.7	12〜18	SU系の中では最も効力が強い 副作用の発現率が低い β細胞への刺激作用が長く続くので低血糖に注意
	グリメピリド	アマリール®		0.7〜1.3	1.47	6〜24	インスリン分泌作用とインスリン感受性改善作用の両方を持つ．重篤な低血糖症・溶血性貧血などが現れることがある
ビグアナイド薬（BG薬）	メトルホミン塩酸塩	グリコラン®メルビン®	食後	1.5〜3.3	1.5〜4.7	6〜14	肝臓での糖新生の抑制，消化管からの糖吸収の抑制，末梢組織でのインスリン感受性の改善などの作用がある．食欲を低下させる作用があるため肥満のあるⅡ型の第1選択となる
	ブホルミン塩酸塩	ジベトン®S		1.4〜2.2	2.2	6〜14	
チアゾリジン誘導体	ピオグリタゾン塩酸塩	アクトス®	食前	1.8	5.4	20	肝臓，筋肉，脂肪組織などのインスリン感受性を高める．SU薬に比べると血糖値を下げる作用は劣るが低血糖を起こしにくい．副作用として浮腫を生じやすい
α-グルコシダーゼ（α-GI薬）	アカルボース	グルコバイ®	食直前	─	─	2〜3	腸管での糖質の消化・吸収の遅延．食物と混ざって作用するため食直前の服用が効果的．低血糖時には砂糖は無効であり，ブドウ糖を服用する
	ボグリボース	ベイスン®		─	─	─	
グリニド系薬	ナテグリニド	スターシス®ファスティック®	食直前10分以内	0.9〜1.8	1.1〜1.3	2〜3	β細胞に作用して速効的にインスリン分泌を促進．食後の服用では吸収が悪いため食直前の服用が効果的
	ミチグリニドカルシウム水和物	グルファスト®		0.23〜0.28	1.2	2	

よく使用される薬剤

9 消化性潰瘍治療薬

攻撃因子抑制薬

分類	一般名	商品名	特徴
H_2受容体拮抗薬	シメチジン	タガメット®・カイロック®・クリエイト®	壁細胞のヒスタミン H_2 受容体を遮断して胃酸分泌を抑制．副作用として頭痛，眩暈，下痢，便秘がある
	ラニチジン塩酸塩	ザンタック®	
	ファモチジン	ガスター®	
	ロキサチジン酢酸エステル塩酸塩	アルタット®	
	ラフチジン	プロテカジン®	
プロトンポンプ阻害薬	オメプラゾール	オメプラール®	プロトンポンプ（酸分泌の最終段階）に働き，最も強力に酸分泌を抑制する 使用期間が6～8週間と限定 副作用として頭痛，白血球減少などがある
	ランソプラゾール	タケプロン®	
	ラベプラゾールナトリウム	パリエット®	
抗ガストリン薬	セクレチン	セクレパン®	ガストリン細胞に作用して酸分泌とガストリンの血中への放出を抑制する．副作用として口渇，便秘，嘔吐，顔面紅潮などがある
抗コリン薬	ブチルスコポラミン臭化物	ブスコパン®	H_2 受容体拮抗薬よりも酸分泌抑制効果は弱い．現在ではいわゆる鎮痙剤としての使用が主体となっている
	ブトロピウム臭化物	コリオパン®	
抗ムスカリン薬	ピレンゼピン塩酸塩	ガストロゼピン®	副交感神経節のムスカリン H_1 受容体に結合してアセチルコリンの結合を遮断し，胃酸分泌を抑制する．副作用として口渇，排尿障害，心悸亢進などがある
制酸薬	水酸化アルミニウムゲル・水酸化マグネシウム	マーロックス®	胃酸を中和する持効性の制酸薬．胃の粘膜を保護する作用も持つ

よく使用される薬剤

防御因子増強薬

分類	一般名	商品名	特徴
粘膜抵抗増強薬	スクラルファート	アルサルミン®	胃内の食物により粘膜保護作用が低下する可能性があるため食前服用が推奨される
粘膜抵抗増強薬	アルギン酸ナトリウム液	アルロイド®G	傷んだ粘膜を保護したり、粘膜からの出血を止める作用がある。そのため内服では粘膜に持続的に付着して、胃酸からの侵蝕を防ぐ
粘膜抵抗増強薬	水溶性アズレン・L-グルタミン配合薬	マーズレン®S	胃の炎症をしずめる"アズレン"と、胃の粘膜を丈夫にする"L-グルタミン"の2種類の有効成分が配合されている。これらがいっしょに作用することで、効果が高まる
粘液産生・分泌促進薬	テプレノン	セルベックス®	胃粘膜プロスタグランジン増加作用の他に、胃粘膜血流増加並びに改善作用、胃粘膜保護作用等を併せ持つ
粘液産生・分泌促進薬	プラウノトール	ケルナック®	胃組織内のプロスタグランジン生成促進、胃粘膜血流量の増加、胃粘膜抵抗性の増強、胃粘膜内粘液物質の生成促進、胃液中重炭酸イオンの増加等の作用が認められる
粘液産生・分泌促進薬	レバミピド	ムコスタ®	胃粘膜内 PGE_2 増加作用、胃粘液量の増加作用、活性酸素抑制作用により胃粘膜傷害抑制効果、治療効果を示す。Helicobacter pylori に対しても好中球からのスーパーオキシド産生を抑制し、胃粘膜細胞傷害を抑制する
PG製剤	オルノプロスチル	ロノック®	プロスタグランジン E_1 製剤。粘膜保護作用、粘液分泌促進作用、胃粘膜血流増加作用、胃液分泌抑制作用を持つ
PG製剤	エンプロスチル	カムリード®	プロスタグランジン E_2 誘導体。攻撃因子抑制作用（酸分泌抑制作用）と防御因子増強作用（胃粘液分泌促進作用、胃粘膜血流増加作用、アルカリ分泌増加作用など）の両面の作用を持つ
PG製剤	ミソプロストール	サイトテック®	プロスタグランジン E_1 誘導体。NSAIDs及び、プレドニゾロンによる粘膜障害に有効であるという特色を有する
微小循環改善薬	セトラキサート塩酸塩	ノイエル®	胃粘膜血流増加、胃粘液分泌合成促進、胃粘膜内 PGs 量増大による粘膜保護作用を示す
微小循環改善薬	ベネキサート塩酸塩ベータデクス	ウルグート®	胃粘膜血流増加、胃粘液成分の合成促進作用を示す

よく使用される薬剤

10 制吐薬

分類	一般名	商品名	作用機序	特徴
抗ヒスタミン薬	ジフェンヒドラミン	トラベルミン®	制吐中枢,CTZ,前庭核を介する刺激を抑制する	動揺病,メニエール症候群に伴う悪心・嘔吐に効果がある
	ジメンヒドリナート	ドラマミン®		
	プロメタジン	ピレチア®		中枢神経などの抑制作用にて制吐作用を示す
	ヒドロキシジン	アタラックスP®		術前・術後によく使用される.内服薬には制吐作用の適応はない
ACh受容体刺激薬	ナバジシル酸アクラトニウム	アボビス®	消化管の運動を亢進,胃内容物排泄促進と胃内圧低下により制吐作用を示す	アセチルコリンの遊離を増大させ消化運動促進させる.その結果,胃内容排泄促進し,胃内圧を低下させることで制吐作用を示す
ドパミンD_2受容体拮抗薬	クロルプロマジン塩酸塩	ウインタミン® コントミン®	中枢性:CTZのD_2受容体を遮断して制吐作用を示す 末梢性:D_2受容体の刺激によりアセチルコリンが遊離される.それにより消化管運動機能を亢進させることで制吐作用を示す	約12.5mg程度で乗物酔の防止効果と悪心の防止効果がある
	ペルフェナジン	ピーゼットシー® トリラホン®		術前・術後の悪心・嘔吐に用いられる
	プロクロルペラジン	ノバミン®		抗ヒスタミン,抗セロトニン作用も持つ
	メトクロプラミド	プリンペラン®		血液脳関門を通過しやすいため錐体外路症状の危険性がある
	ドンペリドン	ナウゼリン®		嘔吐中枢,CTZ,末梢性に作用する
	イトプリド塩酸塩	ガナトン®		中枢性,末梢性に作用する
5-HT_4受容体作動薬	クエン酸モサプリド	ガスモチン®	5-HT_4受容体を刺激し,胃内容物排泄促進と胃内圧低下により制吐作用を示す	アセチルコリンの遊離により消化管運動促進に関与する
5-HT_3受容体拮抗薬	アザセトロン塩酸塩	セロトーン®	5-HT_3受容体に拮抗し,制吐作用を発現する	抗癌剤使用時の制止薬として使われる
	ラモセトロン塩酸塩	ナゼア®		
	トロピセトロン塩酸塩	ナボバン®		

ここがポイント！

悪心・嘔吐はさまざまな原因によって起こるため,まずは要因を探り,作用点の合う制吐薬を選択することが大切です.

よく使用される薬剤

11 下剤

分類		一般名	商品名	作用発現時間	特徴
機械的下剤	浸透圧性下剤（浸透圧を高め水分量を増加させる） 塩類下剤	酸化マグネシウム	カマク®	8～10時間	腎障害時Mgの排泄遅延
		クエン酸マグネシウム	マグコロール®	10～15時間	消化管閉塞が疑われる場合は禁忌
	糖類下剤	ラクツロース	モニラック®ラクツロース®	1～3日	高アンモニア血症改善薬として使用
	膨張性下剤（水分を吸収し糞便量を増加させる）	カルボキシメチルセルロース	バルコーゼ®	12～24時間	2～3日連用すると効果が出る
	浸潤性下剤（水分を浸透させ便を軟らかくする）	ジオクチルソジウムスルホサクシネート	ビーマス®S錠	1～3日	尿が赤くなる
刺激性下剤	小腸刺激性下剤	ヒマシ油	ヒマシ油®	2～6時間	硬結便、痙攣性便秘は禁忌
	大腸刺激性下剤	センノシド	プルゼニド®	8～10時間	長期連用は避ける
		センナ	アローゼン®	8～10時間	尿の色調変化
		ビスコルファートナトリウム水和物	ラキソベロン®	7～12時間	多量の水とともに服用
その他	坐剤	炭酸水素ナトリウム	新レシカルボン®	20分～	直腸内で炭酸ガスを発生させ、腸運動を亢進させる作用により排便を促進
		ビサコジル	テレミンソフト®	5～60分	大腸粘膜を直接刺激し排便を促進
	浣腸	グリセリン	50%グリセリン®浣腸	直ちに	腸運動を亢進、またグリセリンの粘滑性で排便が容易になる

よく使用される薬剤

12 抗菌薬

	一般名	略号	商品名	特徴
ペニシリン系	ベンジルペニシリンカリウム	PCG	ペニシリンGカリウム®	細菌に対する選択毒性が高く，ヒトに対する毒性は低い．グラム陽性球菌に有効であるが，広域ペニシリンは大腸菌，インフルエンザなどのグラム陰性桿菌にも抗菌力を示す
	アンピシリン	ABPC	ビクシリン®	
	アモキシシリン	AMPC	サワシリン®	
	ピペラシリンナトリウム	PIPC	ペントシリン®	
	スルバクタム・アンピシリン	SBTPC	ユナシン®	
セフェム系	第一世代 セファゾリンナトリウム	CEZ	セファメジン®α	大部分のグラム陽性球菌に有効である．グラム陰性菌に対しては抗菌力が弱い
	第二世代 セフォチアム塩酸塩	CTM	パンスポリン®	グラム陰性桿菌に対して第一世代のものより広い抗菌スペクトルを持つ
	第二世代 セフメタゾールナトリウム	CMZ	セフメタゾン®	
	第三世代 セフタジジム	CAZ	モダシン®	腸内グラム陰性桿菌に作用する広域抗菌スペクトラムを持ち，特にグラム陰性桿菌による術後感染の治療に有用である．逆にグラム陽性菌に対しては抗菌力は弱い
	第三世代 セフォタキシムナトリウム	CTX	セフォタックス®	
	第三世代 フロモキセフナトリウム	FMOX	フルマリン®	
	第三世代 セフトリアキソンナトリウム	CTRX	ロセフィン®	
	第4世代 セフェピム塩酸塩	CFPM	マキシピーム®	黄色ブドウ球菌，連鎖球菌，緑膿菌に加えて第三世代に耐性のグラム陰性桿菌に有効
	第4世代 セフォゾプラン塩酸塩	CZOP	ファーストシン®	
	βラクタマーゼ阻害薬配合 スルバクタムナトリウム・セフォペラゾンナトリウム	SBT/CPZ	スルペラゾン®	グラム陽性菌，グラム陰性菌，嫌気性菌まで広範囲の抗菌スペクトルを持つ
モノバクタム系	アズトレオナム	AZT	アザクタム®	グラム陰性菌のみに抗菌スペクトルを持つ
	カルモナトリウム	CRMN	アマスリン®	

よく使用される薬剤

	一般名	略号	商品名	特徴
カルバペネム系	イミペネム・シラスタチンナトリウム	IPM/CS	チエナム®	グラム陰性・陽性，嫌気性菌と極めて広域かつ強力なスペクトルを持つ．緑膿菌に対して耐性菌が増加している．痙攣の副作用があり，高齢者，腎機能不全患者では危険性が増す
	パニペネム・ベタミプロン	PAPM/BP	カルベニン®	
	メロペネム水和物	MEPM	メロペン®	
ホスホマイシン系	ホスホマイシン	FOM	ホスミシンS®	グラム陽性・陰性菌に抗菌スペクトルを持つ．緑膿菌，セラチアなどに対し良好な抗菌活性を示す．抗菌活性以外に免疫系細胞に対する過剰反応を抑制する作用も持つ
グリコペプチド系	バンコマイシン塩酸塩	VCM	塩酸バンコマイシン®	グラム陽性球菌に対して抗菌力を持つ．グラム陰性には効果が無い．有効血中濃度が狭いため血中濃度の測定が不可欠．副作用として腎機能障害，聴力障害がある
	テイコプラニン	TEIC	タゴシット®	
アミノグリコシド系	カナマイシン硫酸塩	KM	硫酸カナマイシン®	多剤と併用することで相乗効果が得られ，特にβラクタム系との併用が多い．濃度依存性であり血中濃度の測定を適宜行う．副作用として腎機能障害，聴力，平衡感覚の障害がある
	ゲンタマイシン硫酸塩	GM	ゲンタシン®	
	トブラマイシン	TOB	トブラシン®	
	アミカシン硫酸塩	AMK	硫酸アミカシン®	
	アルベカシン硫酸塩	ABK	ハベカシン®	
マクロライド系	エリスロマイシンラクトビオン酸塩	EM	エリスロシン®	抗菌スペクトルは広い．ことにリケッチア，クラミジアなどの細胞内寄生菌や，マイコプラズマに対しては第一選択薬となる．相互作用でテオフィリンやワルファリンカリウムの血中濃度を上昇させる．抗不整脈との併用で致死的不整脈を引き起こす可能性がある
リンコマイシン系	クリンダマイシンリン酸エステル	CLDM	ダラシン®	
テトラサイクリン系	ミノサイクリン塩酸塩	MINO	ミノマイシン®	非定型病原体に対して強い抗菌力を示す
ニューキノロン系	シプロフロキサシン	CPFX	シプロキサン®注	大部分のグラム陰性桿菌，グラム陽性球菌に有効．副作用としてテオフィリン，ワルファリンカリウム，シクロスポリンの血中濃度の上昇，非ステロイド抗炎症剤で痙攣を併発する場合がある
	パズフロキサシンメシル酸塩	PZFX	パシル®	
サルファ剤	スルファメトキサゾール・トリメトプリム	ST	バクトラミン®	ほとんどのグラム陽性・陰性菌に効果があるが緑膿菌や腸球菌に効果はない．カリニ感染症に用いられる．他の抗菌薬に耐性を持つグラム陰性桿菌にも用いられる

よく使用される薬剤

13 鎮痛薬

非ステロイド性抗炎症薬（NSAIDs）

作用機序

COX の働きを阻害することで炎症反応に関与する PG（プロスタグランジン）の産生を抑制することにより，解熱，鎮痛，消炎作用を示す．

分類	一般名	商品名	T_{max}（時間）	$T_{1/2}$（時間）	作用時間（時間）	特徴
プロピオン酸系	イブプロフェン	ブルフェン®	2.1	1.8	6~8	鎮痛作用はそれほど強くない
プロピオン酸系	ナプロキセン	ナイキサン®	2~4	14	約12以上	効き目が早い点が特徴的．そのため，痛風発作時の頓服薬として有用
プロピオン酸系	ロキソプロフェンナトリウム	ロキソニン®	0.5	1.2	1~3	解熱，鎮痛，消炎作用を均等に持つ．効き目が早い
オキシカム系	ピロキシカム	バキソ®フェルデン®	4.3	約36	24以上	血中半減期が他の NSAIDs に比べて非常に長いため一日一回投与で十分となる
オキシカム系	メロキシカム	モービック®	約7	27.6	約24	COX-2 を選択的に阻害するため消化器症状が出にくい
オキシカム系	アンピロキシカム	フルカム®	約4	約40	24以上	血中半減期が他の NSAIDs に比べて非常に長いため一日一回投与で十分となる
インドール酢酸系	インドメタシン	インダシン®インテバン®	1	4.5~7.2	3~6	作用は強いが副作用も強い，特異的な副作用として眩暈，頭痛がある
インドール酢酸系	スリンダク	クリノリル®	約4	3（α相）11~15（β相）	/	リウマチに対してインドメタシンとほぼ同等の抗炎症作用を示すが，副作用はずっと少ない
サリチル酸系	アスピリン	バファリン®	約2	2~5	約6	高用量では解熱・鎮痛効果，低用量では抗血栓作用を有する．副作用として胃障害がある
サリチル酸系	ジフルニサル	ドロビット®	約2~4	7.6~11	9~12	シクロオキシゲナーゼ活性を阻害して抗炎症作用を発現する．血中半減期の長いことが特徴で，アスピリンよりも作用持続時間が長い
フェニル酢酸系	ジクロフェナクナトリウム	ボルタレン®	2.72	1.2	6~10	消炎，鎮痛，解熱作用とも比較的強い，消化管障害や腎障害が少なくないので長期間の服用は避ける
フェニル酢酸系	ナブメトン	レリフェン	4	21	24 時間	長時間作用型
アントラニル酸系	メフェナム酸	ポンタール®	2	4	6~8	PG 産生抑制のみならず PG 受容体レベルで作用するため鎮痛効果が比較的強い

よく使用される薬剤

14 睡眠薬

分類	一般名	商品名	作用出現時間(分)	作用持続時間(時間)	抗不安	鎮静・催眠	筋弛緩	T_{max}(時間)	$T_{1/2}$(時間)	特徴
超短時間型	ゾルピデム	マイスリー®	30~60	6~8	±	+++	±	0.7~0.9	2	ノンレム睡眠の第3,4段階を延長(深い眠り)
	ゾピクロン	アモバン®	15~30	6.5~8	±	+++	±	0.8	4	一気に眠気が来るため服用後はすぐに就寝する
	トリアゾラム	ハルシオン®	10~15	7	+	+++	±	1.2	2.9	持ち越し効果が低い耐性,健忘に注意
短時間型	ブロチゾラム	レンドルミン®	15~30	7~8	+	+++	±	1.5	7	翌日の眠気や不快感が少ない
	リルマザホン塩酸塩	リスミー®	15~30	6~8	+	+++	±	3	10.5	筋弛緩作用が弱いので高齢者に適している
中間型	エスタゾラム	ユーロジン®	15~30	4~6	+	++	++	5	24	昼間の抗不安効果も多々ある
	フルニトラゼパム	ロヒプノール®	30	6~8	+	+++	++	1~2	7	翌朝に不快な症状が残ることが少ない
	ニトラゼパム	ベンザリン®	15~30	6~8	+	+++	+	2	25	昼間の抗不安効果も多々ある
長時間型	フルラゼパム塩酸塩	ベノジール®	15~30		+	++	+	0.5~1	47~100	作用時間が長い

ここがポイント!

「睡眠薬を追加してほしい」と言われた場合,投与の時期は T_{max} で判断しましょう.

T_{max} とは最高血中濃度に達するまでの時間です.この時間帯の睡眠薬の追加投与は避けましょう.

$T_{1/2}$ は血中消失半減期(半減期)のことで薬物の濃度が最高血中濃度の1/2に減少するまでの時間を指します.半減期が長いと作用・副作用も長く続くことを意味します.

本書利用上のご注意

- 本書は，医療に携わる皆さんが効率的に知識を得られるよう構成されていますが，患者さんの症状・病態によって全て適応となるとは限りません．実際の臨床場面では，患者さんの病態を的確に見極め，医療者個々の判断で離床を行って下さい．
- 被写体が個人と特定できる写真はすべてモデルを使用し，本人の承諾を得て掲載しています．

看護・リハビリに活かす
脳神経ケアと早期離床 ポケットマニュアル

発行日	2009年10月30日　初版発行 2014年 8月31日　第4刷発行
監修	葛川 元・永谷 悦子
編集協力	日本離床研究会 〒102-0073 東京都千代田区九段北 1-2-12 プラーレルビル 2F http://www.rishou.org/
発行所	丸善プラネット株式会社 〒101-0051 東京都千代田区神田 神保町2丁目17番　神田神保町ビル 電話 03-3512-8516 http://planet.maruzen.co.jp/
発売所	丸善出版株式会社 〒101-0051 東京都千代田区神田 神保町2丁目17番　神田神保町ビル 電話 03-3512-3256 http://pub.maruzen.co.jp/
印刷・製本	大日本印刷株式会社
デザイン	品川 幸人・新保 真奈
イラスト	ささきみお

ISBN978-4-86345-028-8　C3347

書店店頭で好評発売中！

本書のお求めは…
　最寄りの書店でご購入
　　⇩なければ
「丸善の離床マニュアル」
　　とご注文
※品切れの場合は，研究会の
　ホームページでも購入できます．
　詳しくは…
日本離床研究会 検索

© 2009 H.Katsukawa Printed in Japan.

- 本書内容の無断転載，複製，複写（コピー），翻訳を禁じます．複写を希望される場合は，そのつど事前に許諾を得てください．